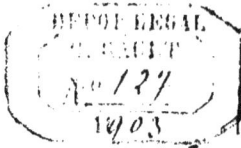

Docteur M. PARIENTÉ

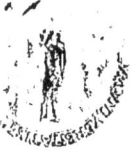

Part

De l'Hérédité

et de

la Contagion

dans la

Tuberculose Infantile

MONTPELLIER

G. FIRMIN, MONTANE ET SICARDI

PART

DE L'HÉRÉDITÉ

ET DE LA CONTAGION

DANS LA TUBERCULOSE INFANTILE

PAR

M. PARIENTÉ

DOCTEUR EN MÉDECINE

MONTPELLIER

IMPRIMERIE G. FIRMIN, MONTANE et SICARDI

Rue Ferdinand-Fabre et quai du Verdanson

1903

PERSONNEL DE LA FACULTÉ

MM. MAIRET (✻) . . . . Doyen
FORGUE . . . . Assesseur

Professeurs

Clinique médicale . . . . MM. GRASSET (✻)
Clinique chirurgicale . . . . TEDENAT.
Clinique obstétric. et gynécol . . . . . . GRYNFELTT
— — ch. du cours, M. Puech .
Thérapeutique et matière médicale. . . . HAMELIN (✻)
Clinique médicale . . . . CARRIEU.
Clinique des maladies mentales et nerv. MAIRET (✻)
Physique médicale . . . . IMBERT
Botanique et hist. nat. méd . . . . GRANEL.
Clinique chirurgicale . . . . FORGUE.
Clinique ophtalmologique. . . . . TRUC.
Chimie médicale et Pharmacie . . . . . VILLE.
Physiologie . . . . HEDON.
Histologie . . . . VIALLETON
Pathologie interne . . . . DUCAMP.
Anatomie . . . . GILIS.
Opérations et appareils . . . . ESTOR.
Microbiologie . . . . RODET.
Médecine légale et toxicologie . . . . . SARDA.
Clinique des maladies des enfants . . . . BAUMEL.
Anatomie pathologique . . . . BOSC
Hygiène . . . . BERTIN-SANS.

Doyen honoraire : M. VIALLETON.
Professeurs honoraires :
MM. JAUMES, PAULET (O. ✻), E. BERTIN-SANS (✻)

Chargés de Cours complémentaires

Accouchements . . . . MM. PUECH, agrégé
Clinique ann. des mal. syphil. et cutanées BROUSSE, agrégé
Clinique annexe des mal. des vieillards. . VEDEL, agrégé.
Pathologie externe . . . . IMBERT L., agrégé.
Pathologie générale . . . . RAYMOND, agrégé.

Agrégés en exercice

MM. BROUSSE	MM. VALLOIS	MM. IMBERT
RAUZIER	MOURET	VEDEL
MOITESSIER	GALAVIELLE	JEANBRAU
DE ROUVILLE	RAYMOND	POUJOL
PUECH	VIRES	

M. H. GOT, *secrétaire.*

Examinateurs de la Thèse

MM. BAUMEL, *président.*	MM. RAUZIER, *agrégé.*
CARRIEU, *professeur.*	VIRES, *agrégé.*

A MA FEMME

A MON PÈRE ET A MA MÈRE

A MES FRÈRES ET A MES SŒURS

A MON ONCLE ELIE ENCAOUA

M. PARIENTÉ.

A MONSIEUR EUGÈNE BLUM

PROFESSEUR-AGRÉGÉ DE PHILOSOPHIE

A MON PRÉSIDENT DE THÈSE

MONSIEUR LE DOCTEUR BAUMEL

PROFESSEUR DE CLINIQUE DES MALADIES DES ENFANTS

M. PARIENTÉ.

AVANT-PROPOS

Sur le point de quitter — avec beaucoup de regret — la Faculté de Médecine de Montpellier, c'est pour nous un devoir, très agréable à remplir, d'apporter le tribut de notre gratitude aux maîtres aimés et dévoués dont l'enseignement fut pour nous si instructif et si captivant.

M. le doyen Mairet nous permettra de l'assurer d'une façon plus particulière de notre inaltérable reconnaissance. A maintes reprises il nous a donné des preuves du bienveillant intérêt qu'il n'a cessé de nous témoigner. Nous aimons à l'en remercier bien vivement.

Nous avons longtemps suivi le service de M. le professeur Carrieu. Nous y avons acquis des connaissances pratiques qui certainement nous seront, dans l'avenir, d'un précieux concours. Nous sommes très sensible à la marque de bienveillance qu'il nous a donnée en acceptant de faire partie de notre jury de thèse.

Fidèle assistant aux consultations externes de M. le professeur agrégé Rauzier, nous conserverons le plus vif souvenir de ses causeries, si intéressantes et si pleines d'enseignements, où ce maître bienveillant cherchait avant tout à développer chez ces élèves l'esprit de méthode.

Les belles leçons de pathologie générale de M. le professeur agrégé Raymond, les intéressantes cliniques de M. le professeur agrégé Vires sur la tuberculose nous ont fait saisir avec empressement le sujet que nous proposait de traiter M. le professeur Baumel pour notre thèse inaugurale. Il a bien voulu en accepter la présidence, nous le remercions bien vivement de l'honneur qu'il nous fait.

Il nous est particulièrement agréable de clore ce chapitre en apportant le juste témoignage de notre vive reconnaissance et de notre sincère affection à tous ceux qui nous ont soutenu et guidé dans le cours de nos études. Grâce à eux, nous avons pu surmonter bien des heures difficiles, et ce n'est pas sans émotion que notre pensée se reporte vers eux en ce jour qui voit la fin de nos études. Entre tous, qu'il nous soit permis de citer notre maître, M. Eugène Blum. Depuis le jour où nous l'avons connu en qualité d'élève de philosophie à Oran, jusqu'à aujourd'hui, son affection pour nous ne s'est pas démentie un seul instant et toujours nous l'avons trouvé prêt à nous rendre service. Nous ne pouvons mieux lui prouver notre gratitude qu'en lui dédiant ce modeste travail.

PART

DE L'HÉRÉDITÉ

ET DE LA CONTAGION

DANS LA TUBERCULOSE INFANTILE

INTRODUCTION

Pendant longtemps on a considéré la tuberculose infantile comme une exception. Les recherches de Landouzy et de tous les auteurs qui l'ont suivi dans cette voie prouvent qu'elle est, au contraire, très fréquente. Pour Landouzy (1), la mortalité par tuberculose chez les enfants au-dessous de 2 ans est de 22 p. 100. Au congrès de la tuberculose de 1891, Hutinel (2) déclare que « le tiers des enfants de 1 à 2 ans autopsiés aux Enfants-Assistés, présentent des lésions tuberculeuses, et que de 2 à 3 ans, surtout de 3 à 4, la proportion est encore plus forte ».

Küss (3), sur 113 autopsies d'enfants âgés de 3 mois à

---

(1) Landouzy. — De la fréq. de la tub. du 1ᵉʳ âge. *Rev. de méd.*, 1887, p. 383.

(2) Hutinel. — Cong. de la tub., 1891, p. 314.

(3) Küss. — De l'héréd. parasitaire de la tub. Th. Paris, 1898.

4 ans, morts dans l'espace d'une année dans le service de Hutinel, trouve 31 tuberculoses certaines, soit 27,4 %.

Heller (1), de Kiel, arrive à un pourcentage de 21.5 %. dans une statistique portant sur 1300 enfants de 3 mois à 4 ans ; Bollinger, de Munich, a une proportion de 36 %. chez des enfants de 0 à 5 ans ; Kossel (de Berlin), trouve 16 %. chez des enfants de 3 mois à 4 ans. Enfin, les médecins anglais Sturger, Burdon Sanderson, Walter Carr, déclarent que le tiers des petits enfants hospitalisés meurent tuberculeux.

Pourquoi cette fréquence de la tuberculose à un âge aussi tendre et qu'est-ce qui l'explique? Deux grandes causes : 1° la *contagion* ; 2° l'*hérédité* (hérédité directe et hérédo-prédisposition). La contagion est la grande pourvoyeuse de tuberculeux ; l'hérédité ne fait que rendre sa moisson plus facile. L'une est indispensable pour contracter le mal, l'autre ne l'est pas. On peut rester toute sa vie un hérédo-tuberculeux sans contracter la tuberculose, si l'on vit à l'abri du bacille ; on ne peut, sans courir des risques d'infection, s'exposer d'une façon répétée à la contagion.

Est-ce à dire qu'il suffit de se laisser envahir par le bacille de Koch pour contracter fatalement la tuberculose? Nullement. A côté de l'hérédité et de la contagion il faut faire une place, et une place très importante, au *terrain*. L'organisme n'est pas un corps inerte ; il ne se laisse pas envahir par les micro-organismes sans protester et sans se défendre ; il lutte et, comme dans toute lutte, il y a un vainqueur et un vaincu. Fort heureusement pour l'espèce humaine, ce n'est pas l'organisme qui est toujours le vaincu.

_____

(1) Heller et suivants, *in* thèse de Küss.

Bien que l'hérédité soit, au point de vue de la propagation de la tuberculose, moins importante que la contagion, elle offre, au point de vue de la pathologie générale, bien plus d'intérêt. C'est donc par elle que nous commencerons notre étude.

Dans la première partie de notre sujet, nous nous occuperons de l'hérédité directe. Nous passerons en revue les cas indiscutables de tuberculose congénitale connus tant dans l'espèce humaine que dans l'espèce bovine. Nous nous demanderons si la tuberculose du premier âge peut servir d'argument aux partisans de l'hérédité de graine ; enfin, nous étudierons le mécanisme de cette tuberculose congénitale, c'est-à-dire l'hérédité paternelle (sperme infecté) et l'hérédité maternelle (ovule infecté et placenta).

Dans la seconde partie, nous nous efforcerons de déterminer avec précision ce qu'est l'hérédo-prédisposition. Pour ce faire, nous mettrons à contribution les recherches les plus récentes sur les produits solubles microbiens, sur les cytolysines, sur les défenses de l'organisme du nouveau-né. Nous verrons alors, après cette étude des « opportunités tuberculeuses héréditaires » (1), pourquoi un fils de tuberculeux a plus de chances que tout autre de contracter la tuberculose.

Passant alors dans le domaine de la contagion — et ce sera notre troisième partie — nous aborderons l'étude des « opportunités tuberculeuses acquises » qui feront qu'un enfant, sans aucune tare héréditaire, pourra devenir tuberculeux. Nous passerons en revue les conditions favorisantes de cette contagion, ses causes occasionnelles, enfin, les voies par lesquelles elle s'exerce.

---

(1) Vires. — Etudes pratiques et générales sur la tub., *Montpellier-Médical*, 1903, nos 25 et suivants.

PREMIÈRE PARTIE

HÉRÉDITÉ DIRECTE

On a de tout temps remarqué que la tuberculose était plus fréquente chez les enfants des phtisiques que chez les autres sujets. Mais, d'accord sur le fait, les auteurs sont loin de s'entendre sur la manière de l'interpréter. Les enfants de tuberculeux sont-ils tuberculeux parce qu'ils apportent en naissant le germe de leur mal, ou bien, au contraire, parce que leur faible constitution en fait des victimes de la contagion, si facile à s'exercer étant donné le milieu dans lequel ils vivent ?

Ces deux opinions sont en présence, et en faveur de chacune d'elles on peut invoquer d'excellents arguments, preuve sans doute que l'une et l'autre contiennent une part de vérité.

Pour les partisans de la première, l'enfant à la naissance est déjà tuberculeux. Le bacille a été directement déposé dans son organisme soit par le sperme du père ou l'ovule de la mère, soit par l'intermédiaire du placenta. C'est ce qu'on appelle *hérédité de graine*, hérédité directe ou hérédité typique.

Les défenseurs de la seconde opinion soutiennent que le fœtus issu de parents tuberculeux ne naît pas tuberculeux. Il n'hérite pas du bacille, mais tout au plus d'un ensemble d'attributs physiques et physiologiques, qui le rendent particulièrement apte à contracter la tuberculose dans un milieu riche en bacilles. C'est ce qu'on appelle *hérédité de terrain*, hérédo-prédisposition, ou encore hérédité indirecte, hérédité atypique. La grande coupable n'est plus l'hérédité, mais la contagion. Etudions tout d'abord l'hérédité directe.

Auparavant il est nécessaire de s'entendre sur le sens des termes employés et sur la valeur qu'il importe d'attribuer à chacun d'eux. Nous verrons alors que si, au point de vue clinique, il est permis de confondre dans une même étude l'hérédité proprement dite et les infections congénitales, il n'en est pas moins nécessaire, au point de vue scientifique, de les distinguer.

En effet, un enfant peut naître tuberculeux sans qu'on ait pour cela le droit d'incriminer l'hérédité, car si la tuberculose lui a été transmise par sa mère au cours de la vie intra-utérine, on n'a plus affaire qu'à une maladie congénitale.

« L'hérédité, dit Le Gendre (1), est la transmission à l'être procréé des caractères, attributs et propriétés de l'être ou des êtres procréateurs. » Dire qu'une maladie est héréditaire, c'est donc admettre qu'elle a été transmise *au moment de la conception* par l'élément mâle ou femelle, ou par les deux à la fois. Au contraire, dans le cas d'infection du fœtus se produisant au cours de la grossesse, le spermatozoïde ou l'ovule ne sont pour rien. L'enfant n'est plus victime de l'hérédité, mais de la contagion.

---

(1) Le Gendre. — Art. hérédité *in* Path. génér. de Bouchard, t. I.

En pratique, comme il est impossible de distinguer la tuberculose congénitale de la tuberculose héréditaire, nous devons nous contenter de savoir si oui ou non l'enfant est tuberculeux à la naissance. Les résultats cliniques sont, du reste, les mêmes. Voilà pourquoi nous engloberons dans une même étude, sous le titre d'*hérédité directe*, les cas d'hérédité tuberculeuse à la naissance.

L'HÉRÉDITÉ DIRECTE DANS L'ESPÈCE HUMAINE
ET DANS L'ESPÈCE BOVINE

Tantôt l'hérédité de graine se manifeste par l'existence de véritables tubercules dans l'organisme du nouveau-né, tantôt l'autopsie ne décèle aucune lésion : tous les organes sont alors macroscopiquement sains ; mais si l'on pratique des examens bactérioscopiques ou des inoculations au cobaye avec des fragments de ces organes, les résultats sont positifs et la présence du bacille de Koch mise en évidence.

Il existe des cas indéniables de tuberculose à la naissance : ils sont extrêmement rares. Auché et Chambrelent (1), qui les ont rassemblés tous et en ont fait la critique, n'ont pu réunir que vingt observations réellement probantes de tuberculose congénitale dans l'espèce humaine. Ces auteurs n'ont admis que les recherches faites par deux méthodes se prêtant un mutuel contrôle : l'examen microscopique et l'inoculation.

D'après eux, pour démontrer le passage du bacille tuberculeux de la mère au fœtus, il faut : 1° que la mère soit tuberculeuse d'une façon certaine ; 2° que la preuve soit faite de la présence du bacille de Koch chez le fœtus ou chez l'enfant. Aussi ont-ils laissé de côté, avec juste raison,

_____

(1) Auché et Chambrelent.— *Arch. de Méd. exp.*, juillet 1899, p. 521.

toutes les observations publiées avant les découvertes de Villemin et de Koch. Nous donnons ci-dessous celles qu'ils ont admises, en les résumant, et en y ajoutant celle de Brindeau (1), ce qui porte le total à 21. Elles sont divisées en deux groupes : l'un comprend des observations sans lésions histologiques tuberculeuses, l'autre des observations avec lésions.

I. — Observations sans lésions histologiques tuberculeuses

1° Observation de Landouzy et H. Martin (1883) :

Fœtus de 6 mois et demi d'une mère phtisique au troisième degré. Il vit 6 heures. A l'autopsie, ses viscères sont macroscopiquement sains. Un fragment de poumon injecté dans le péritoine d'un cobaye fait mourir celui-ci, 4 mois et demi plus tard, d'une magnifique tuberculose. Les inoculations en série donnent des résultats positifs (4 passages).

2° Observation de Landouzy et H. Martin (1883) :

Fœtus de 5 mois, trouvé à l'autopsie d'une femme présentant des cavernes au deux sommets. Un fragment de placenta, d'aspect sain, inoculé dans le péritoine d'un cobaye, le rend tuberculeux. Les organes du fœtus, macroscopiquement sains, inoculés à quatre cobayes, déterminent de la tuberculose chez deux d'entre eux.

3° Observation d'Armanni (de Naples, 1890) :

Mère, enceinte de 7 à 8 mois, meurt de tuberculose chronique. Le fœtus paraît sain. Deux cobayes sont inoculés avec des fragments d'organes et l'un d'eux meurt, 4 mois après, d'une tuberculose généralisée.

_____

(1) Brindeau. — Soc. d'Obst. de Paris, juillet 1899.

4° Observation de Schmorl et Birsch-Hirschfeld (1891) :

Mère, 23 ans, enceinte de 7 mois, meurt de tuberculose. Opération césarienne. L'autopsie démontre chez elle une tuberculose généralisée. Quant au fœtus, ses organes sont macroscopiquement sains ; les poumons et les reins sont histologiquement sains, mais le foie renferme des bacilles de Koch dans la lumière des capillaires du lobule. Deux cobayes et un lapin, inoculés avec un fragment de foie, de rate et de rein, meurent tuberculeux. Dans le placenta, où ne se révèle aucune trace d'hémorragie, on décèle le bacille de Koch ; on en trouve aussi dans le sang de la veine ombilicale.

5° Observation de Aviragnet et L. Préfontaine (1892) :

Mère, enceinte de 7 mois, meurt de tuberculose généralisée, constatée à l'autopsie. Le placenta est inoculé dans le péritoine d'un cobaye qui meurt, au bout de 2 mois et demi, de tuberculose généralisée.

Le fœtus est sain en apparence. On injecte à un cobaye une partie de poumon et une parcelle de veine ombilicale ; il meurt, plus de 3 mois après, de tuberculose généralisée.

6° Observation de Londe et Thiercelin (1893) :

Fœtus de 8 mois, très chétif, ayant vécu 4 jours, naît d'une mère tuberculeuse cavitaire, qui meurt 15 jours après son accouchement. L'autopsie de celle-ci ne peut être faite. Pas de lésions macroscopiques du placenta ni du fœtus. Mais le foie, la rate, les reins présentent de nombreux bacilles de Koch. Un cobaye, inoculé avec 2 centimètres cubes de sang, pris dans la veine ombilicale, meurt 3 mois après d'une tuberculose généralisée.

7° Observation de Londe (1893) :

Mère, 29 ans, meurt 7 jours après un avortement. A l'autopsie, on constate une tuberculose généralisée. Le *fœtus* ne présente aucune lésion macroscopique de ses organes. Trois cobayes sont inoculés, l'un avec le foie et le sang du fœtus, l'autre avec le placenta, le troisième avec le sang de la veine ombilicale. Ils meurent 2 mois après avec des lésions caractéristiques de tuberculose.

8° Observation de Schmorl et Kockel (1894) :

Mère, 25 ans, meurt de granulie constatée à l'autopsie. Le *placenta* renferme des tubercules du volume d'une tête d'épingle ou d'un pois avec bacilles. *Fœtus* : l'examen microscopique ne permet de trouver des tubercules dans aucun organe. L'inoculation dans le péritoine de deux cobayes, de fragments de tous les organes, reste négative. Mais, dans les coupes du foie, on trouve des bacilles très nets, situés presque tous dans le sang des capillaires.

9° Observation de Schmorl et Kockel (1894) :

Mère, 28 ans, meurt, quelques jours après un avortement, de tuberculose généralisée constatée à l'autopsie. Le *placenta* renferme quelques rares tubercules microscopiques. Le *fœtus* est macroscopiquement sain, mais on découvre quelques bacilles isolés dans les capillaires du foie.

10° Observation de Bar et Rénon (1895) :

Mère, à la dernière période de la tuberculose pulmonaire (bacilles dans les crachats), accouche à terme d'un enfant dont on n'entendait plus les battements du cœur depuis la veille. A l'autopsie, les viscères paraissent sains. Trois cobayes sont inoculés : l'un avec un fragment de poumon, l'autre avec un fragment de foie, le troisième avec le sang de la veine ombilicale. Le premier reste indemne ; les deux autres meurent, au bout de deux mois, tuberculeux. Le *placenta* n'offre pas de lésions apparentes.

11° Observation de Bar et Rénon (1895) :

Mère, à la période cavitaire, meurt un mois après l'accouchement. Pas d'autopsie. L'enfant meurt au quarantième jour de bronchopneumonie. Deux cobayes sont inoculés sous la peau de l'abdomen avec 5 cc. de sang de la veine ombilicale recueilli au moment de la naissance. L'un d'eux meurt avec des lésions généralisées. Le *placenta* paraissait normal.

12° Observation de Jens Bugge (1896) :

Mère, 39 ans, meurt de tuberculose constatée à l'autopsie soi-
xante-quatre jours après avoir accouché d'une fillette très faible.
L'enfant meurt au bout de trente heures. On trouve des bacilles
dans le sang de la veine ombilicale et dans une coupe du foie. Rien
ailleurs. Trois cobayes, inoculés avec du sang de la veine ombilicale, un fragment de foie et un fragment de poumon, deviennent
tuberculeux.

II. — Observations avec lésions histologiques tuberculeuses

1° Observation de Sabouraud (1891) :

Mère tuberculeuse accouche à terme et meurt, deux mois après,
d'une néphrite aiguë. A l'autopsie, la moitié supérieure des deux
poumons est farcie de tubercules. L'enfant, née à terme, meurt le
onzième jour. Par suite d'opposition, le foie et la rate seuls peuvent
être examinés. Ils sont criblés de tubercules, chargés de bacilles.
« Dans la rate, il existe plus de bacilles qu'on ne trouve de bactéridies dans une rate charbonneuse ».

2° Observation de F. Lehmann (1894) :

Mère, 40 ans, accouche à terme et meurt, deux jours après, de
tuberculose constatée à l'autopsie. L'enfant meurt au bout de
vingt quatre heures. Sur les plèvres et dans les deux poumons, on
trouve un grand nombre de granulations. Les ganglions bronchiques sont hypertrophiés. Le foie et la rate sont farcis de granulations. Dans toutes, on constate la présence de bacilles.

3° Observation de Schmorl et Kockel (1891) :

Mère, tuberculeuse, meurt quatre jours après l'accouchement. La
tuberculose est confirmée à l'autopsie, en même temps qu'une
endométrite caséeuse. L'enfant meurt à douze jours. Ses capsules
surrénales sont caséifiées et on y constate des bacilles. Les autres
organes sont normaux.

1º Observation de Honl, Yvan (1895) :

Mère, admise à l'hôpital après son accouchement pour infiltration tuberculeuse des poumons. L'enfant meurt à 15 jours. Son foie, sa rate et ses poumons renferment des tubercules avec de très nombreux bacilles de Koch.

5º Observation de M. Ausset (1896) :

Mère, 29 ans, tuberculeuse cavitaire, accouche à terme d'un fœtus de 1.980 grammes, qui meurt le troisième jour. Le foie et la rate renferment des granulations ; les poumons, quelques tubercules caséeux. Le foie est caséeux et renferme des bacilles.

6º Observation de M. Ausset (1896) :

Mère, 19 ans, tuberculeuse cachectique, avorte, au septième mois, d'un fœtus de 1.510 grammes. Le foie du fœtus présente de gros nodules tuberculeux. Rate normale, poumons sains, capsule surrénale droite tuberculeuse. Bacilles de Koch dans toutes ces lésions.

7º Observation de Oustinoff (1897) :

Mort d'un nouveau-né à trois semaines, après avoir présenté une fièvre de 38º5. Le foie est farci de tubercules ainsi que la rate. Il y en a quelques-uns dans le poumon et dans le voile du palais. Ces tubercules contiennent tous des bacilles, de même que des capillaires hépatiques.

8º Observation de Auché et Chambrelent (1899) :

Mère, 40 ans, tuberculeuse avancée, accouche spontanément d'un fœtus de sept mois environ, et meurt trente-trois jours après. L'autopsie de la mère démontre des lésions du poumon, du foie, de la rate et de l'intestin.

L'enfant pèse 1,250 grammes. Il meurt vingt-six jours après sa naissance. A son autopsie, le foie et la rate présentent de très abondantes granulations, où le microscope décèle de très nombreux bacilles. Aux poumons, les granulations sont plus espacées. Enfin, chose rare, le ventricule droit renferme une nodosité tuberculeuse endocardique.

Le *placenta* contient un grand nombre de granulations avec bacilles de Koch. Trois lapins, inoculés avec des fragments de foie, de rate, de poumon, meurent de tuberculose généralisée, avec nombreux bacilles. L'inoculation d'un fragment de placenta donne les mêmes résultats. L'injection de 2 cc. du sang du cordon dans la cavité péritonéale d'un cobaye ne provoque la mort par tuberculose qu'après un peu plus d'un an.

Malgré la survie de vingt-six jours, les auteurs font remarquer qu'il s'agit bien là d'un cas de tuberculose congénitale : 1° en raison de la présence dans le placenta de nombreux tubercules ; 2° en raison de la présence de bacilles dans le sang du cordon ombilical ; 3° à cause de la différence de distribution des tubercules dans le foie et dans les poumons. « L'intégrité absolue du tube digestif semble faire rejeter l'hypothèse d'une infection extra-utérine par voie digestive. »

9° Observation de Brindeau (1899) :

Il s'agit d'un enfant pesant 2,150 grammes à sa naissance, cyanosé, qui mourut au bout de douze jours. A l'autopsie, les poumons étaient farcis de tubercules du volume d'une tête d'épingle à celui d'une noisette ; le tissu pulmonaire est presque complètement détruit. Le foie, sain en apparence, contenait des nodules visibles au microscope avec bacilles de Koch dans leur intérieur. Il s'agit là certainement d'un cas de tuberculose congénitale, car ces lésions n'auraient pu se développer en douze jours.

A la lecture de ces observations, trois remarques s'imposent :

1° Il n'y en a que 21. La tuberculose congénitale est donc une exception.

2° La tuberculose congénitale a tendance à se localiser dans le foie ou dans les ganglions correspondants.

3° Les fœtus, reconnus congénitalement tuberculeux, avaient tous plus de trois mois ; ils étaient donc en communication directe avec la mère par l'intermédiaire du placenta, car celui-ci ne se forme que du troisième au quatrième mois.

Au lieu de nous faire incriminer l'hérédité, ces faits nous incitent davantage, il nous semble, à incriminer une contagion *in utero* par la voie placentaire, car, nous le démontrerons plus loin, le placenta est perméable aux bacilles.

Ces mêmes réflexions peuvent s'appliquer aux cas de tuberculose héréditaire dans l'espèce bovine. Un seul fait exception, celui de Malvoz et Brouwier, relatif à un veau de six semaines trouvé tuberculeux.

Ces cas paraissent plus nombreux que dans l'espèce humaine. Chauveau(1895), à l'autopsie de vaches phtisiques pleines, a trouvé chez les fœtus des lésions manifestement tuberculeuses dans la cavité abdominale. Nocard et Bang ont fait des constatations analogues.

Les cas suivants sont plus probants, car l'examen bactériologique a été pratiqué. A l'autopsie d'un fœtus de vache phtisique, Johne (de Dresde), trouva des tubercules dans le foie et le poumon ; l'examen microscopique y décela des bacilles de Koch.

Csokor, à l'autopsie d'une vache pleine, morte de tuberculose aiguë des séreuses, trouva dans le ligament hépatoduodénal du fœtus six ganglions lymphatiques tuberculeux partiellement caséifiés. Ces ganglions renfermaient des bacilles.

Malvoz et Brouwier, examinant un fœtus de huit mois et un veau de six semaines, issus tous deux de mères tuberculeuses, constatèrent dans les ganglions du foie et dans le parenchyme hépatique des points caséo-crétacés garnis de bacilles. En raison de la localisation des lésions au foie, en rapport avec la veine ombilicale, ces auteurs expliquent l'infection par la voie placentaire.

Mais ces faits sont exceptionnels. L'extraordinaire rareté de la tuberculose chez les jeunes veaux est, en effet, bien connue. A Augsbourg, sur 232.166 veaux sacrifiés, âgés de deux à quatre semaines, on ne trouva que 9 tuberculeux, soit une proportion de 1 sur 25.806 (Adam). A Lyon, Leclerc n'a trouvé que 5 veaux tuberculeux sur plus de 40.000 sacrifiés à l'abattoir. A Munich, sur 160.000 veaux sacrifiés en moyenne annuellement, on ne trouva en 1878 que 2 cas de tuberculose, en 1879 1 cas, en 1880 aucun cas, en 1882 2 cas (Göring).

LA TUBERCULOSE INFANTILE ET LES PARTISANS
DE L'HÉRÉDITÉ DIRECTE

En présence d'un si petit nombre de faits de tuberculose congénitale tant dans l'espèce humaine que dans
l'espèce bovine, les partisans de l'hérédité de graine invo-
quent à l'appui de leur théorie les faits de tuberculose de
la toute première enfance. Si les enfants, disent-ils,
deviennent tuberculeux si jeunes, c'est parce qu'ils ont
apporté en naissant le germe de la tuberculose.

Quelle est la valeur de cet argument?

Si l'on étudie la marche de la mortalité infantile tuberculeuse, on est frappé de ce fait que, au fur et à mesure
que l'enfant grandit, le pourcentage des décès grandit
lui aussi. La léthalité, exceptionnelle au-dessous de
3 mois, assez rare de 3 mois à 1 an, devient de plus en
plus fréquente au-dessus de 1 an. Témoin la statistique
de Heller, faite à l'institut de Kiel :

De 0 à 4 semaines .	617 autopsies avec	0 cas de T. soit	0,0 p. 100
De 4 sem. à 3 mois.	235 —	2 —	0,8 —
De 3 mois à 1 an . .	586 —	62 —	15,0 —
De 1 an à 2 ans. . .	331 —	77 —	23,0 —
De 2 ans à 4 ans . .	312 —	124 —	39,0 —
De 4 ans à 10 ans .	353 —	110 —	31,0 —
De 10 ans à 15 ans .	162 —	56 —	34,0 —

Celle de Kossel parle dans le même sens :

De 0 à 3 mois	119 autopsies avec	2 cas de T. soit	1,6 p. 100
De 3 mois à 1 an . .	107	—	12	—	11	—
De 1 an à 1 an 1/2 .	11	—	4	—	36	—
De 1 an 1/2 à 4 ans .	21	—	7	—	29	—
De 4 ans à 8 ans . .	20	—	9	—	45	—
De 8 ans à 10 ans . .	5	—	2	—	40	—

Celle de Küss aboutit aux mêmes conclusions :

De 0 à 3 mois	86 autopsies avec	1 cas de T. soit	1,16 p. 100
De 3 mois à 1 an . .	45	—	6	—	13	—
De 1 an à 2 ans . . .	54	—	18	—	33	—
De 2 à 4 ans	14	—	7	—	50	—
Au-dessus de 4 ans .	16	—	6	—	37	—

Les statistiques détaillées de Bollinger, à l'Institut pathologique de Munich, et celles de Hutinel nous donneraient les mêmes résultats (1).

A Montpellier, la mortalité de 0 à **7** ans progresse dans le même sens (2).

De 0 à 2 mois . . . sur	1062 morts on trouve	10 T. soit	0,94 p. 100
De 2 mois à 1 an . . .	1246	—	19	—	1,52	—
De 1 an à 2 ans	967	—	35	—	3,61	—
De 2 ans à 5 ans . . .	718	—	80	—	11,44	—
De 5 ans à 7 ans . . .	161	—	27	—	16,77	—

Si maintenant nous faisons la moyenne des statistiques précédentes, sauf la dernière, relativement à la fréquence de la mortalité suivant l'âge considéré, nous trouvons :

---

(1) Ces statistiques sont empruntées à la thèse du Dr Küss : De l'hérédité parasitaire de la tuberculose, Paris, 1898.

(2) Mlle Vinsonneau-Blum : La mortalité infantile à Montpellier de 1892 à 1901. Th. de Montpellier, 1902.

Dans la première année. . .   5 p. 100
Dans les 3 premiers mois . .   0,9 --
De 3 mois à 1 an.   10   —
De 1 ans à 2 ans.   24   —
De 2 ans à 4 ans.   40   —

Nous sommes donc en droit d'affirmer que la tuberculose infantile augmente avec l'âge. Ces résultats concordent bien du reste avec ceux des statistiques vétéri-
naires. Celle de Siedamgrotzky (1), relative à la tuberculose bovine dans le royaume de Saxe, donne le tableau
suivant :

Sur 123,725 veaux sacrif. de 0 à 6 semain. on tr. 8 T. soit 0,006 %
— 796   —   6 sem. à 1 an — 3   — 0,3 —
— 6,283   —   1 an à 3 ans — 444 — 7   —
— 14,401   —   3 ans à 6 ans 1,340 — 9,3 —
— 12,110   —   au-dess. 6 ans 1,943 — 16   —

Est-on bien autorisé à parler d'hérédité directe en
présence de pareilles statistiques? Si la mortalité croît
avec l'âge, n'est-ce pas qu'avec l'âge croissent aussi les
chances de contagion ? Si l'enfant apportait en naissant
le germe de son mal, c'est dans les tout premiers mois
que le nombre de décès devrait être élevé. Et c'est le
contraire qui se produit.

A ces arguments Baumgarten (2) répond que la tuberculose congénitale peut rester latente plus ou moins
longtemps et se réveiller plus tard. Elle présenterait,
d'après cet auteur, deux périodes bien distinctes : l'une,

---

(1) Citée par d'Espine et Picot : Maladies de l'enfance, 1889.
(2) Baumgarten. — Ueber latente tub. Volkmann's Saunlung,
1880, n° 21.

période de tuberculose occulte « pendant laquelle les germes produisent des lésions nulles ou si minimes qu'elles échapperont facilement, même à un observateur prévenu » ; l'autre, période de tuberculose latente à foyers constitués, au cours de laquelle « ces foyers restent latents de longues années et sont le point de départ des manifestations ultérieures de la tuberculose chez le jeune homme et chez l'adulte » (Küss). Cela ne revient-il pas à dire que les tissus infectés des nouveau-nés peuvent résister longtemps à l'infection ?

Cette théorie est contredite par les faits. Dans les lésions des fœtus congénitalement tuberculeux, le nombre des bacilles trouvés est considérable. Témoin les 21 observations que nous avons relatées. « Dans la rate, dit Sabouraud, il existe plus de bacilles qu'on ne trouve de bactéridies dans une rate charbonneuse. »

« Dans toutes ces lésions, disent Auché et Chambrelent, existent des bacilles de Koch en nombre si considérable qu'on ne peut les comparer qu'à ce qui a lieu dans les tuberculoses aviaires les plus virulentes. » Le bacille de Koch, à l'encontre de la théorie de Baumgarten, trouve donc un excellent milieu de culture dans les tissus fœtaux. Comment comprendre, dès lors, qu'il puisse rester à l'état latent pendant de longues années ?

Quoi qu'il en soit, il est hors de doute qu'il existe des cas de tuberculose congénitale. Ceci nous amène à nous demander par quel mécanisme se fait la transmission directe du bacille des parents au fœtus.

MÉCANISME DE LA TUBERCULOSE CONGÉNITALE

La tuberculose congénitale est conceptionnelle ou placentaire. Conceptionnelle, elle est le fait soit du père (sperme infecté), soit de la mère (ovule infecté). Placentaire, elle est le résultat d'une contagion *in utero* par la mère.

I. — Hérédité paternelle

Deux cas sont à distinguer : 1° Le sperme provient d'un individu porteur de tuberculose génitale ; 2° il provient d'un tuberculeux sans lésion génitale.

Dans le premier cas, Gaertner (1898), Albrecht (1895), Dobroklouski (1895) ont trouvé des bacilles dans le liquide séminal. Mais on sait que chez l'homme la tuberculose génitale est relativement peu fréquente. De plus, les nodosités tuberculeuses de l'épididyme et du canal déférent, les lésions du testicule, arrivent rapidement à supprimer la fonction génésique. Ce qui nous intéresse davantage, c'est de savoir si le sperme des tuberculeux sans lésions génitales est virulent.

Aguet et Derville, Westermayer (1893), Walther (1890), Dobroklouski, Albrecht, obtinrent constamment des résultats négatifs en examinant le sperme d'hommes ou d'animaux tuberculeux. Seul Fiore Spano prétend avoir trouvé du sperme de phtisiques bacillisé cinq fois sur six.

Dans le cas de sperme bacillifère, le spermatozoïde peut-il servir de véhicule au bacille de Koch ? L'expérience suivante de Friedmann (1) le prouve. Cet auteur enferma avec un mâle une lapine qui venait de mettre bas pour que la fécondation fût certaine, et, immédiatement après le coït, il injecta dans le vagin quelques gouttes d'une émulsion très diluée d'une culture pure de bacilles de Koch virulents.

Les animaux en expérience furent sacrifiés au cours de la première semaine à partir de la fécondation. Tous les embryons renfermaient des bacilles de Koch, surtout abondants dans les cellules du blastoderme. Par contre, l'examen des organes de la mère fut toujours négatif. Tous les bacilles qui n'avaient pas pénétré dans l'œuf avaient donc été éliminés.

Cette expérience de Friedmann est importante parce qu'elle nous prouve que le sperme tuberculeux est capable d'infecter l'ovule, contrairement à l'opinion de Küss, déclarant que « même si le sperme renfermait des bacilles, ceux-ci ne sauraient contaminer l'ovule ». La possibilité de cette contamination est maintenant hors de doute. Ce qui l'est moins, c'est la virulence du sperme des phtisiques sans tuberculose génitale. Or, tous les auteurs, sauf Fiore Spano, dont les expériences n'ont pas été confirmées, ne sont pas encore parvenus à la mettre en évidence.

La clinique est plus heureuse, car elle nous permet de citer au moins trois cas : ceux de Cerf (2) de Fieux (3) et

---

(1) Friedmann. — *Deutsche Med. Woch.*, 28 fév. 1901.

(2) Cerf. — *L'Anjou Médical*, 1899.

(3) Fieux. — *Gaz. hebd. des sc. med. de Bordeaux*, 1896, n° 11, p. 125.

d'Outrepont (1), qui paraissent bien démontrer la possibilité d'une hérédité strictement paternelle.

Nous ne citerons pas les observations de Landouzy : elles sont aussi connues que contestées. Nous nous contenterons des trois que nous avons annoncées.

1° Observation de Fieux :

Il s'agit d'une femme robuste, bien constituée, ne présentant rien à signaler dans ses antécédents héréditaires ou personnels (pas de syphilis).

Réglée à dix ans et demi, très régulièrement, elle voit survenir :

à 23 ans	1re gross.	qui aboutit à une fausse couche de	4	mois
24 ans	2e	—	—	—	5	—
25 ans	3e	—	—	—	4 1/2	—
26 ans	4e	—	—	—	6	—
27 ans	5e	—	—	—	4	—
28 ans	6e	—	—	—	5 1/2	—

Enfin, à 29 ans, 7e grossesse qui est menée presque jusqu'à terme et donne naissance à un enfant vivant, petit, qui, au bout de 14 jours, meurt de méningite.

A 31 ans, 8e grossesse, fausse couche de 5 mois.

A peu près à la même époque, le mari de cette femme meurt tuberculeux, ayant déjà, à plusieurs reprises et depuis longtemps, présenté des hémoptysies.

Deux ans après, à 33 ans, cette femme redevient enceinte pour la 9e fois, mais cette fois-ci des œuvres d'un homme sain, vigoureux, ayant déjà deux enfants, un garçon et une fille de 14 et 16 ans en parfaite santé.

Malgré le travail continuel qu'elle a été obligée de fournir durant sa grossesse, son état général est excellent. Rien d'anormal soit du côté du cœur, soit du côté des poumons. Parvenue à terme, elle accouche spontanément d'une belle fille pesant 3,150 grammes, et qui, douze jours après sa naissance, en pesait 3,400.

---

(1) Outrepont. — *In* Fieux *Ibid.*

2ª Observation d'Outrepont :

Une femme mariée à un tuberculeux eut cinq grossesses. Tous les enfants moururent au huitième mois. Remariée à un homme sain, cette femme eut quatre grossesses nouvelles qu'elle conduisit à terme et accoucha d'enfants bien portants.

3° Observation de L. Cerf (d'Angers) :

Une femme bien portante épouse un tuberculeux. Tous ses enfants meurent en bas âge emportés par la tuberculose. Devenue veuve et restée saine, elle épouse, longtemps après, en secondes noces, un homme sain. Tous les enfants du second lit sont bien portants.

A l'examen de tous ces faits, il semble qu'on ne puisse pas nier, quoi qu'en disent un grand nombre d'auteurs, la possibilité d'une transmission héréditaire par le père, la mère restant saine. Mais, on le voit, les cas se comptent, ils sont extrêmement rares.

II. — Transmission ovulaire

La transmission de la tuberculose par infection ovulaire est une vue toute théorique ; aucun fait ne la prouve. Du reste, à quel niveau de son trajet l'ovule serait-il infecté, dans la trompe ou dans l'ovisac? On a bien trouvé des bacilles de Koch dans la trompe, mais seulement dans le cas de tuberculose péritonéale (Jani), alors que l'ovule est déjà enveloppé d'une couche d'albumine qui s'oppose à l'entrée du spermatozoïde (Coste) et sert de barrière à l'infection. Celle-ci se ferait-elle dans l'ovisac ? Baumgarten l'affirme... mais ne le prouve pas. Il reste donc que presque tous les cas de tuberculose congénitale sont d'origine placentaire, c'est-à-dire reconnaissant pour cause la contagion *in utero*.

III. — Transmission placentaire

Deux conditions sont nécessaires pour expliquer l'infection par la voie placentaire : l'une est l'infection du sang de la mère, l'autre la perméabilité du placenta.

Pendant longtemps, sur la foi des expériences de Brauell (1855) et de Davaine (1861) inoculant le charbon l'un à des brebis, l'autre à des cobayes, le placenta fut considéré comme un filtre parfait (loi de Brauell-Davaine). Mais dès 1882, Arloing, Cornevin et Thomas montrèrent que le bacille du charbon symptomatique était susceptible de franchir le placenta. Straus et Chambreland arrivèrent au même résultat pour le charbon lui-même chez le cobaye, Chambrelent pour le colibacille du choléra des poules ; Neuhauss (1886), Chantemesse et Widal (1887) pour le bacille d'Eberth ; Netter pour le pneumocoque chez le cobaye et chez l'homme (1886-89) ; Chambrelent et Sabrazès (1892) pour le streptocoque chez le lapin ; Cadéac et Malet (1887) pour la morve, enfin Bouzian (1892) pour le paludisme.

Comment s'explique cette perméabilité du placenta ? Pour les uns elle suppose nécessairement des lésions placentaires, pour les autres elle peut se produire même avec un placenta histologiquement normal.

Pour les premiers, qui forment la grande majorité, tant qu'une muqueuse est normale et intacte, elle oppose une barrière infranchissable aux germes contenus dans le sang (loi de Wyssokovitch). Par conséquent, lorsque le sang fœtal est envahi par les germes maternels, ce n'est qu'à la faveur de lésions placentaires (rupture des villosités ou hémorragies).

Les défenseurs de la seconde opinion sont moins nombreux. Et d'abord, disent-ils, la loi de Wyssokovitch est inexacte. Les bacilles peuvent parfaitement traverser une muqueuse sans laisser aucune trace de leur passage. F. Arloing (1), Nicolas et Dercas (2), Cipollina (3) ont mis ce fait en évidence pour la muqueuse intestinale. Sabrazès, Chambrelent et Ausset (4) ont infecté des fœtus de lapines pleines par le streptocoque et le charbon bactéridien, sans déterminer aucune lésion du placenta. Clado, Klecki, de Rouville ont montré par leurs expériences qu'en liant une anse d'intestin, les microbes devenus plus virulents pouvaient traverser toute la paroi intestinale sans causer d'effraction. Enfin, dans les observations IV, X et XI que nous avons rapportées, il est spécifié que le placenta ne présentait rien d'anormal. Il semblerait donc que la transmission des germes infectieux par le placenta, sans lésion de celui-ci, fût moins rare qu'on ne le pense.

Cependant elle est niée par des expériences importantes : *Sanchez Toledo* (5), [1889] en expérimentant avec la tuberculose aviaire sur des femelles pleines de cobayes, n'a, dans aucun cas, réussi à la mettre en évidence. Il injecta dans la jugulaire de 35 cobayes femelles pleines 1 cc. de culture virulente de tuberculose dans du bouillon glycériné. La mort survint au bout de 12 à 20 jours, et, à l'autopsie on trouva les organes des mères farcis de bacilles. Les fœtus, au nombre de 65, moururent avant terme ou furent sacrifiés de suite après leur naissance. On fit avec le foie

(1) Arloing. — *Soc. de Biol.*, 1903, p. 488.

(2) Nicolas et Dercas. — *Soc. de Biol.*, 1902, p. 987-989.

(3) Cipollina. — *Berlin. Klin. Woch.* 1903, p. 163-164.

(4) Ausset. — *Bull. méd. du Nord*, 1896.

(5) Sanchez Toledo. — *Arch. de méd. exp.*, 1889.

et la rate des frottis sur lame et des coupes microscopiques.

Jamais il ne fut possible d'y déceler des bacilles de Koch. Les cultures du sang du cœur, du foie et de la rate, furent aussi négatives. Enfin, on injecta à des cobayes un liquide obtenu en triturant le foie et la rate avec du sang de fœtus. Ces cobayes résistèrent six mois. Sacrifiés au bout de ce temps, ils ne présentèrent pas trace de lésions tuberculeuses. On varia l'expérience en pratiquant des inoculations intra-pleurales ou sous-cutanées, de cultures tuberculeuses ou de crachats de phtisiques : les résultats furent constamment négatifs.

Vignal (1891) inocula à 21 cobayes des fragments d'organes de 11 enfants morts-nés, fils de phtisiques avancés. Les résultats furent négatifs (1).

Grancher, Straus (2) (1895), Bolognési (1895), Mercier et Sicard (1897) reprirent les mêmes expériences, et, pas plus que Sanchez Toledo et Vignal, ils ne parvinrent à découvrir une transmission quelconque de la mère tuberculeuse au fœtus.

Que conclure de tous ces faits ? C'est que le passage du bacille à travers le placenta intact, s'il est possible, ne doit pas être fréquent.

C'est par cette même conclusion que nous terminerons ce chapitre sur l'hérédité directe. Oui, l'hérédité de graine existe, elle est même probablement plus fréquente qu'on ne le croit, mais à côté des ravages considérables qu'exerce la contagion, on peut la considérer comme une quantité négligeable dans la pratique.

Si les parents ne lèguent qu'exceptionnellement à

---

(1) Vignal. – Cong. de la tub., 1891, p. 334.
(2) Straus. — *Arch. de méd. exp.*, novembre 1896.

leurs enfants la « graine » qui, en germant, les fera succomber, il n'en est pas moins vrai qu'ils leur transmettent
un certain nombre d'attributs physiques réalisant chez
eux une aptitude spéciale à contracter la tuberculose.

Étudier cette aptitude morbide, c'est étudier l'hérédo-
prédisposition.

DEUXIÈME PARTIE

HÉRÉDO-PRÉDISPOSITION

L'hérédo-prédisposition tuberculeuse est un ensemble d'attributs physiques, physiologiques, et fonctionnels, transmis par le générateur tuberculeux à ses descendants, grâce auxquels ceux-ci naissent avec une prédisposition particulière à contracter la tuberculose. « Ce n'est pas la maladie, dit Landouzy, mais le droit à la maladie, mais les conditions nécessaires pour y arriver, que semblent conférer les générateurs à leur produit. »

Cette hérédo-prédisposition est-elle due à l'infériorité vitale des parents, transmettant à leurs enfants un organisme débile, prêt à succomber à sa rencontre devant le bacille de Koch comme devant tout autre bacille pathogène ?

Est-elle due, au contraire, à des altérations organiques ou fonctionnelles appartenant en propre à la tuberculose, et prédisposant l'organisme à contracter plus spécialement la tuberculose ?

Autrement dit, l'hérédo-prédisposition est-elle *indifférente* ou est-elle *spécifique* ? Ou, comme le veut Hanot (1),

---

(1) Hanot. — *Arch. génér. de méd.*, 1895, p. 462.

s'agit-il d'une *hérédité hétéromorphe* ou d'une *hérédité homœomorphe*? L'une crée des tares congénitales qui peuvent tantôt prédisposer les enfants des tuberculeux à la contagion, tantôt les laisser indifférents vis-à-vis d'elle, tantôt, au contraire, les immuniser. L'autre se traduit par la transmission exclusive de la tuberculose.

Ces deux manifestations de l'hérédo-prédisposition se voient, et souvent, dans une même famille. Étudions leurs caractères propres.

HÉRÉDITÉ INDIRECTE HÉTÉROMORPHE

(Hérédo-prédisposition indifférente)

L'hérédité indirecte hétéromorphe est une hérédité dystrophique reconnaissant pour cause l'action sur l'organisme des parents et celui du fœtus, des toxines tuberculeuses. Sous leur influence, il se produit une altération « plasmatique et vitale » de l'œuf, une déviation dans le développement du rejeton se traduisant, soit par la multiléthalité des descendants, soit par des modifications anatomiques ou fonctionnelles de leur économie. Dans ce cas, les enfants naîtront avec des stigmates, mais ces stigmates n'ont rien de spécifique : la syphilis, l'alcoolisme, le saturnisme, d'autres infections ou intoxications peuvent les produire au même titre que la toxine tuberculeuse. Aussi la résistance vitale de ces hérédo-tuberculeux est-elle amoindrie pour toutes les maladies, la tuberculose au même degré que les autres. S'ils finissent pour la plupart tuberculeux, c'est qu'ils « subissent la contagion, d'où qu'elle vienne. »

Ce sont des dégénérés, à l'aspect général chétif, aux muscles grêles, aux testicules atrophiés, congénitalement emphysémateux (Hanot). Ils sont atteints de chlorose, de rétrécissement de l'artère pulmonaire ou de rétrécissement aortique, parfois de malformation congénitale de l'œsophage (Faure). Leurs poils sont souvent d'un roux vénitien (Landouzy).

Leur thorax a, suivant le professeur Truc, la forme d'un conoïde aplati à base supérieure ou celle d'un ellipsoïde arrondi. Dans les deux cas, il est rétréci à la partie inférieure, et l'angle xiphoïdien, c'est-à-dire l'angle compris entre la base de l'appendice xiphoïde et le rebord cartilagineux des fausses côtes, est diminué. Les prédisposés ont donc une section thoracique insuffisante et, par suite, une capacité respiratoire notablement inférieure à la normale. Mais leur stigmate le plus important, celui qui aura la plus grande part dans l'invasion de leur organisme par la tuberculose, c'est, à coup sûr, l'insuffisance de la circulation. Comme l'ont constaté Rokitanski, Béneke, Brehmer, Mordhorst et Marfan, le cœur du prédisposé est petit, ses artères étroites et sa tension artérielle diminuée. Ce dernier facteur, mis en lumière par Marfan (1), a une grosse importance. Il agit par le même mécanisme que le rétrécissement congénital de l'artère pulmonaire en faisant, pour ainsi dire, de chaque organe, un *locus minoris resistentiæ*.

Tous ces stigmates peuvent tenir en trois mots : infantilisme, hypoplasie, aplasie. Il faut y joindre certaines dystrophies congénitales mises en lumière par Ricochon (2), et dont la variété ne peut être comparée qu'à celle de l'hérédo-syphilis : anomalies dentaires, implantations vicieuses des dents, et retard dans leur évolution, malformations des seins, du prépuce, névrose, bégaiement, chorée, luxation congénitale de la hanche, etc.

Il y a donc une partie importante parmi les héréditai-

---

(1) Marfan. — *Soc. de Biol.*, 22 mai 1891.
(2) Ricochon. — Cong. de la Tub. 1888, p. 493, et Cong. de la Tub. 1893.

res tuberculeux, les héréditaires atypiques qui ne sont pas plus spécialement prédisposés à la tuberculose que les fils de syphilitiques ou d'alcooliques. Tous sont des tarés, et comme tels, leur organisme débile est égal devant toutes les causes de contagion.

HÉRÉDITÉ INDIRECTE HOMOEOMORPHE

(Hérédo-prédisposition spécifique)

L'hérédité est dite spécifique quand le descendant, en raison des altérations subies par l'œuf, est spécialement prédisposé à devenir tuberculeux. Il ne contracte pas la tuberculose au même titre qu'une autre maladie : il a une affinité particulière pour elle, et si l'on ne prend soin de chercher à modifier son terrain et de lui éviter le bacille, il sera la proie fatale de la terrible infection.

L'étude de l'hérédité spécifique s'est éclairée ces temps derniers à la lumière des travaux qui ont paru sur les poisons favorisants, les défenses de l'organisme du nouveau-né congénitalement taré, et surtout les *cytolysines*.

Etudions successivement chacun de ces facteurs :

Poisons favorisants

« Les bacilles, dit Arloing, contenus dans la lésion, sécrètent des produits solubles prédisposants qui, déversés dans le torrent circulatoire, imprègnent le fœtus. L'enfant vient au monde sans lésion, sans trace apparente, avec un bon état général. Il est cependant si bien imprégné de produits solubles prédisposants que son organisme offrira un terrain spécialement apte à se laisser infecter par la tuberculose. »

C'est ce que prouvent les expériences suivantes de Carrière (1). Elles ont été poursuivies pendant deux ans pour

---

(1) Carrière. — *Arch. de méd. exp.*, 1900, p. 782.

voir « quelle était l'action des produits solubles sur la descendance, et savoir s'ils avaient une action prédisposante. »

Ces expériences ont porté sur cinq séries de cobayes.

1re série. — On injecte à des cobayes le produit distillé de cultures de B. de Koch sur bouillon glyco-peptoglycériné. Les doses injectées ont varié entre 30 et 40 cc. à doses fractionnées, espacées.

Les deux géniteurs, ayant reçu chacun 30 cc. de ce liquide en 6 mois, ont été accouplés : la femelle a eu 3 fœtus avant terme, et morts.

Deux autres géniteurs, ayant reçu chacun 45 cc. du liquide distillé en 5 mois, ont été accouplés et ont eu aussi deux fœtus morts et avant terme.

Dans une autre série d'expériences, les mâles seuls reçurent 35 cc. de liquide distillé. Accouplés à 2 femelles ils eurent, le premier : 2 fœtus morts et un vivant ; le second : 2 fœtus morts et un chétif et malingre qui survécut.

Dans une troisième expérience, les deux femelles, ayant reçu chacune 40 cc. en 5 mois, furent accouplées à deux mâles ; toutes deux eurent chacune un fœtus mort.

2e série. — On injecte à des cobayes le résidu de la distillation des cultures.

a) Les deux géniteurs (mâle et femelle) ayant reçu chacun 25 cc. de ce liquide en 5 mois, furent accouplés et donnèrent 2 fœtus morts.

Deux autres (mâle et femelle) donnèrent seulement un fœtus mort.

b) Deux mâles, ayant reçu chacun 30 cc. du liquide en 4 mois, furent accouplés à deux femelles saines. L'une donna 3 petits chétifs qui survécurent; l'autre donna un fœtus mort.

c) Deux femelles ayant reçu chacune 30 cc. du liquide en 4 mois donnèrent après accouplement à deux mâles sains : l'une 2 fœtus morts et un petit malingre qu; mourut le 6ᵉ jour ; l'autre, un petit qui mourut au 8ᵉ jour et 2 qui survécurent.

Du bouillon glyco-pepto-glycériné, distillé et injecté de la même façon, n'a rien produit sur la descendance des animaux en expérience.

3ᵉ série. — On injecte à des animaux un extrait éthéré du corps de B. de Koch, à doses fractionnées et espacées.

a) Deux géniteurs (mâle et femelle) ayant reçu chacun 30 cc. de cet extrait en 6 mois, donnèrent naissance à 3 petits qui moururent du 5ᵉ au 15ᵉ jour.

Deux autres, dans les mêmes conditions, donnèrent un petit qui vécut et 2 fœtus morts.

b) Deux mâles, ayant reçu chacun 30 cc. de cet extrait en 6 mois, donnèrent après accouplement à des femelles saines : l'une 3 petits qui vécurent chétifs; l'autre 2 petits qui vécurent et un qui mourut le 5ᵉ jour.

c) Deux femelles, ayant reçu chacune 30 cc. de cet extrait en 6 mois, donnèrent après accouplement à deux mâles sains : l'une, un fœtus mort, 2 petits qui moururent le 6ᵉ et le 15ᵉ jour, un qui survit ; l'autre, 2 fœtus morts, un qui survit malingre et chétif.

L'éther injecté à ces doses n'influence nullement la gestation.

4ᵉ série. — On injecte à des cobayes un extrait toluolé du corps et des cultures de B. de Koch à doses fractionnées et espacées.

a) Deux mâles et deux femelles, ayant reçu 35 cc. de

cet extrait en **7** mois, donnèrent après accouplement :
3 fœtus morts, 2 petits qui moururent du 5ᵉ au 10ᵉ jour,
2 petits qui survécurent très chétifs.

b) Deux mâles, ayant reçu 35 cc. de cet extrait en **7**
mois, donnèrent après accouplement à deux femelles
saines : 2 petits qui moururent le 15ᵉ et le 20ᵉ jour,
6 petits qui vécurent.

c) Deux femelles, qui avaient reçu chacune 35 cc. du
même extrait en 6 mois, donnèrent après accouplement
à deux mâles sains : 3 petits qui moururent du 6ᵉ au 9ᵉ
jour, deux petits qui survécurent.

Le toluol injecté aux mêmes doses est sans action sur
la gestation.

5ᵉ série. — On injecte à des cobayes un extrait xylolé
de corps et de cultures de B. de Koch à doses fractionnées et espacées.

a) Deux mâles et deux femelles, ayant reçu chacun
35 cc. de cet extrait en 6 mois et demi, donnèrent naissance à 2 petits chétifs, morts du 12ᵉ au 14ᵉ jour, 2 petits
qui survécurent.

b) Deux mâles, ayant reçu chacun 35 cc. du même
extrait en 6 mois et demi, donnèrent après accouplement à deux femelles saines, 6 petits qui survécurent.

c) Deux femelles, qui reçurent chacune 35 cc. du
même extrait en 6 mois et demi, donnèrent après accouplement à deux mâles sains : 2 petits morts du 6ᵉ au 8ᵉ
jour, 4 petits qui survécurent.

Le xylol injecté à cette dose ne modifie pas la gestation des cobayes.

Ces expériences permettent d'affirmer que « les poisons
tuberculeux influencent la gestation. Injectés aux cobayes,
ils font diminuer le nombre des portées ; ils provoquent

la mort du fœtus, la mort prématurée des petits, une faiblesse constitutionnelle. Ces accidents sont surtout accentués quand les deux géniteurs ont été imprégnés de ces poisons. Ils sont bien moins marqués quand les mâles seuls ont reçu ces poisons.

» A l'autopsie des fœtus morts, à celle des petits morts dans les quinze premiers jours, on ne trouve pas de lésions bacillaires, on n'observe pas d'altérations macroscopiques.

» C'est le produit de distillation des cultures qui s'est montré le plus actif et le plus nocif. Viennent ensuite le résidu de la distillation, l'extrait toluolé, l'extrait éthéré et l'extrait xylolé (1). »

Mais la conclusion naturelle de ces expériences était de rechercher si les petits cobayes imprégnés de poisons tuberculeux, qui avaient survécu, ne contracteraient pas, plus facilement que des cobayes sains, la tuberculose.

Carrière inocula ces animaux, vers l'âge de cinq mois, avec 1 cc. d'une culture pure de bacilles de Koch. Il en fit de même pour des cobayes témoins de même âge et de poids aussi rapproché que possible. Dans tous les cas, les cobayes imprégnés moururent de tuberculose généralisée bien plus tôt que les cobayes témoins. Avec Carrière nous pouvons donc conclure :

« 1° Que les poisons tuberculeux injectés aux générateurs ont manifestement rendu leurs descendants plus sensibles à la tuberculose ;

» 2° Que cette sensibilité est plus grande chez les cobayes provenant de père et mère imprégnés, moins grande si la mère seule l'était, bien moins grande encore si le père seul l'était. »

---

(1) Carrière. — *Loc. cit.*

Mais, objectera-t-on, vous ne nous parlez que des poisons favorisants. Les poisons immunisants n'ont-ils donc aucune influence? Au dernier congrès de Londres (1901) Maxon King (de New-York) a déclaré que les descendants de tuberculeux jouissent d'une certaine immunité à l'égard de la tuberculose. La proportion de tuberculeux qu'ils fournissent serait, d'après lui, inférieure à la moyenne, et l'évolution de la maladie plus lente chez eux. Il base sa statistique sur 212 tuberculeux dont il a pu connaître à fond les antécédents familiaux. Sur ce nombre 103 ont succombé, dont 76 étaient indemnes de toute hérédité tuberculeuse ; 27 seulement, par conséquent, comptaient l'un ou l'autre de leurs ascendants morts tuberculeux. En outre, tandis que la maladie mit un peu moins de trois ans à évoluer chez les premiers, elle se prolongea quatre ans environ chez les seconds.

Nous avons dû, pour être complet, citer cette statistique de Maxon King. Elle ouvrirait un jour tout à fait nouveau sur la tuberculose si d'autres venaient la confirmer. Mais il n'en est pas ainsi, et, jusqu'à preuve du contraire, nous continuerons à penser que les poisons favorisants jouent un rôle des plus importants dans la prédisposition à la tuberculose.

II. — Cytolysines

Des expériences récentes de Charrin, Delamare et Moussu (1) apportent leur contribution à l'étude de cette prédisposition. Chez des lapins et des cobayes en gestation, ces auteurs pratiquèrent, après laparotomie, de larges débridements du foie et des reins. A la naissance

---

1) *Acad. des sc.*, juillet 1902, p. 189.

des fœtus, ils constatèrent chez ceux-ci d'indiscutables lésions de la glande biliaire ou rénale, suivant que l'un ou l'autre organe avait été détérioré chez la mère. Comment expliquer ces résultats ?

On sait que, lorsque dans un organisme déterminé on injecte des éléments anatomiques, il se développe au sein de cet organisme un produit soluble capable de détériorer le tissu qui a fourni ces éléments, une *cytolysine*. C'est ainsi que si l'on injecte à un animal des cellules microbiennes, rénales, hépatiques, etc., il se produit dans le sang de cet animal des produits microbicides, néphrotoxiques ou hépatotoxiques. « Ces considérations conduisent à se demander si des lésions viscérales réalisées chez une mère ne provoquent pas, en quelque sorte, par de véritables auto-injections du parenchyme compromis, la formation de la cytolysine qui correspond à ce parenchyme et ne retentissent pas, à l'aide de cette cytolysine, sur l'organe homologue du fœtus ».

Pour vérifier cette hypothèse, les expérimentateurs essayèrent d'obtenir, « en engendrant des cytotoxines maternelles, des altérations localisées chez le rejeton sur le viscère en rapport avec la variété de ces cytotoxines expérimentalement formées ». Dans ce but, on injecta à des femelles pleines (chèvres, chiennes, lapines) des extraits d'une glande quelconque, principalement foie ou reins, et fréquemment on trouva à l'autopsie des fœtus des lésions du tissu hépatique ou rénal, suivant qu'on avait utilisé des produits hépatiques ou rénaux.

Nous sommes autorisé à induire de ces expériences que lorsqu'une femme tuberculeuse est enceinte, il peut se produire, sous l'influence de ses lésions, une autocytolysine qui retentit sur l'organe homologue du fœtus, en l'espèce, le poumon le plus souvent. Quoi d'étonnant, dès lors, que ce poumon, dont les cellules sont, dès la naissance, viciées fonctionnellement, devienne la proie du premier bacille de Koch qu'il rencontrera sur sa route, dans un organisme imprégné d'ailleurs par les poisons tuberculeux ?

III. — Défenses de l'organisme

Ce n'est pas tout. Les défenses de l'organisme chez les nouveau-nés issus de mères malades sont réduites à leur minimum. Les organes hématopoïétiques n'ont pas encore acquis leur parfait développement; la fonction sudorale, qui constitue une défense à la fois chimique et mécanique (Charrin et Delamare (1), est des plus rudimentaires ; le mucus des voies digestives, qui forme à la surface des muqueuses une barrière s'opposant au passage des germes, est peu abondant. Souvent, ces enfants présentent de l'hypothermie, favorable à l'éclosion des infections, et explicable par les viciations des échanges chimiques (Levaditi et Paris (2). « Chez les rejetons provenant d'ascendants tarés, les fèces éliminent dix fois plus de matières protéiques, qui échappent ainsi à l'absorption intestinale. Pour maintenir la vie dans des limites normales, les tissus sont obligés d'engendrer de la chaleur, et comme chez ces petits êtres débiles cette chaleur, plus aisément perdue, est produite avec un combustible qui, en raison du manque d'appétit, des pertes intestinales et des vices de la nutrition, est à la fois moins abondant et moins bien utilisé, le surmenage cellulaire est la fatale conséquence de ces défectuosités (3) ».

(1) Charrin et Delamare. — *Acad. des sc.*, 30 mars 1903.
(2) Levaditi et Paris. — *Soc. de biol.*, 22 avril 1899.
(3) Charrin et Delamare. — *Loc. cit.*

IV. — Echanges respiratoires. — Conclusion

Enfin, les échanges respiratoires sont beaucoup plus élevés chez les phtisiques que chez les individus sains (Albert Robin et M. Binet) (1).

Cette exagération des échanges existe à toutes les périodes de la maladie, d'où la possibilité, d'après ces auteurs, de diagnostiquer de bonne heure les prédisposés à la tuberculose. « Les descendants de tuberculeux peuvent se diviser en deux classes : ceux dont les échanges sont exagérés et ceux dont les échanges sont normaux. Les premiers sont prédisposés à la tuberculose. Les autres ont toute chance d'échapper à la contagion parce qu'ils n'ont pas de terrain favorable ». Ces faits viennent encore à l'appui de la division de l'hérédo-prédisposition tuberculeuse en hérédo-prédisposition indifférente et en hérédo-prédisposition spécifique.

Il résulte de tous ces faits que l'hérédo-tuberculeux sera plus sensible à l'action de la tuberculose qu'un enfant issu de parents sains ou même de parents tarés par une maladie autre que la tuberculose. Les parents transmettent à leurs enfants, dit Bouchard, la tuberculose en expectative. Cela ne veut nullement dire qu'un fils de tuberculeux doive fatalement devenir tuberculeux. Ce serait retomber dans l'hérédité directe et nous avons vu combien celle-ci est rare. Qu'on évite à cet enfant les causes possibles de contamination, qu'on le soumette à une hygiène et à une thérapeutique capables de modifier le trouble nutritif et fonctionnel qui est la condition néces-

---

(1) Alb. Robin et M. Binet. — Acad. de Méd , 19 mars 1901.

saire au développement du bacille, et il pourra très bien éviter la tuberculose.

Dans de telles conditions, il pourra même lutter plus avantageusement qu'un enfant non taré que des influences individuelles ou le milieu dans lequel il a vécu auront mis dans un état de moindre résistance.

Au point où nous en sommes, toute la question est donc de savoir quelles seront les conditions qui chez l'enfant, prédisposé ou non, favoriseront l'invasion de son organisme par le bacille de Koch, autrement dit, quelles seront les causes de contagion qui vont l'assaillir dès sa naissance.

TROISIÈME PARTIE

CONTAGION

De tout ce qui précède ressort l'importance de la contagion dans la propagation de l'infection tuberculeuse. En dehors des cas très rares de tuberculose congénitale, qu'il s'agisse d'hérédo-prédisposition indifférente ou même d'hérédo-prédisposition spécifique, la présence du bacille est indispensable pour occasionner la maladie. Évitez le bacille à ces organismes débiles et vous leur éviterez la tuberculose.

Mais il ne suffit pas que le microbe ait pénétré dans l'organisme pour qu'il s'y développe. Dès l'instant de sa pénétration une lutte s'engage : l'organisme cherche, par tous les moyens dont il dispose, à se débarrasser de son envahisseur qui, à son tour, cherche à terrasser son adversaire. La victoire est au plus fort. Pour que l'économie succombe, il faut donc qu'elle ait été modifiée d'une certaine façon, qu'elle ait subi l'action de certaines *causes prédisposantes*. Cela ne veut pas dire que l'organisme ne puisse succomber en pleine santé à l'atteinte du bacille. Mais alors celui-ci est particulièrement virulent, et la violence de l'attaque ne laisse pas à cet organisme le temps de se défendre.

4

Une fois en état de moindre résistance, il faut, pour qu'il s'infecte, qu'il rencontre le microbe sur sa route. Certaines occasions seront, à cet égard, pour l'enfant plus propices que d'autres. Nous aurons à nous occuper de ces *causes occasionnelles*. Cela fait, il ne nous restera plus qu'à rechercher par quelles voies pénètre le bacille dans l'économie, quelles sont ses *portes d'entrée*.

Passons successivement en revue ces groupes de causes.

CAUSES PRÉDISPOSANTES

Elles sont héréditaires ou acquises. Nous avons étudié les premières. Nous diviserons les secondes en causes prédisposantes sociales, et en causes prédisposantes pathologiques.

a) *Causes prédisposantes sociales.* — Les causes prédisposantes sociales sont constituées par la misère, le confinement, la vie à l'étroit. Comment un pauvre petit être des classes pauvres, si robuste qu'il soit à sa naissance, ne finirait-il pas par devenir la proie de la tuberculose à vivre dans une chambre souvent unique, où une nombreuse famille est parfois entassée, où tout le monde tousse et crache, où la lumière n'arrive que par des couloirs ou des cours, où le soleil ne pénètre jamais ! Là où n'entre pas le soleil, dit un proverbe oriental, entre le médecin. Affaiblis par cet air confiné, débilités par une nourriture insuffisante ou malsaine, où donc leur organisme trouvera-t-il les éléments nécessaires pour lutter contre le bacille envahisseur ?

« Il faut qu'à ce point de vue la société corrige le plus possible les inégalités sociales. Gebhard a démontré qu'à Hambourg la mortalité par tuberculose est d'autant plus grande dans chaque classe sociale que les revenus moyens de celle-ci sont moins élevés. Sur 10.000 contribuables il meurt de tuberculose :

10,7	quand le revenu est	au-dessus de 3000 marcks	
20,1	—	entre 2000 et 3000	—
26,4	—	entre 1200 et 2000	—
39,5	—	entre 900 et 1200	—
60	—	au-dessous de 900	—

» Et pour l'Allemagne, sur 112.000 victimes de la tuberculose, 80.000 appartiennent aux classes laborieuses dont le salaire annuel ne dépasse pas 2000 marks.

» Brouardel a montré qu'à Paris la mortalité par tuberculose varie, suivant les quartiers, de 10 pour 10.000 aux Champs-Elysées, à 104 pour 10.000 à Plaisance. Et à Nancy, Sogniès a montré cette même mortalité s'élever de 19 à 114 pour 10.000, quand on passe de la rue St-Jean, habitée par les gens riches, à la rue Claudion, habitée par les gens pauvres.

» Si donc la société veut diminuer le nombre de ses tuberculeux et, par suite, se préserver elle-même, qu'elle assure à ses déshérités des logements vastes, à la campagne et largement aérés (1). »

b) *Causes prédisposantes pathologiques.* — Le premier effet d'un état pathologique est de mettre l'organisme en état de moindre résistance vis-à-vis des bacilles. C'est dans ce sens qu'agissent les affections gastro-intestinales, si fréquentes chez le nourrisson, certaines maladies des voies respiratoires, comme la bronchite à répétition, la broncho-pneumonie et la pneumonie, mais surtout quelques maladies infectieuses, au premier rang desquelles il faut placer la coqueluche et la rougeole. Grâce à elles, la résistance des muqueuses dépouillées de leur barrière

---

(1) J. Grasset. — *Le terrain vivant*, in Cinq conférences sur la tuberculose, Montpellier, 1903.

épithéliale fléchit et le développement du microbe devient possible ; la phagocytose ne s'exerce plus avec une énergie suffisante quand l'ennemi est dans la place ; les substances antitoxiques sécrétées par les cellules de l'organisme ne parviennent plus à neutraliser les toxines bacillaires.

Landouzy a beaucoup accusé la variole de faire le lit à la tuberculose. Pierron (1) en a surtout rendu responsable la vaccination. Cette opinion, si elle était reconnue exacte, serait très grave, car elle ne tendrait à rien moins qu'à l'interdiction de la vaccination. Les faits ne sont pas venus la confirmer. Au contraire, Vinogradof (2) (d'Odessa), ayant remarqué qu'une variole intercurrente avait guéri une de ses malades phtisiques, inocula la vaccine à deux tuberculeux, qui furent, d'après lui, très améliorés. Helgard Tyndal (3) a cité des faits analogues.

Peut-on considérer la *scrofule* comme prédisposant à la tuberculose pulmonaire ou généralisée ? On sait que « la scrofule ou lymphatisme est une diathèse, un tempérament morbide, propre à l'enfance, qui se reconnaît à une sorte de facies à la fois floride et cachectique et qui prédispose à certaines manifestations : les conjonctivites tenaces et à répétition, les érosions faciles des narines, les manifestations paroxystiques vers la peau et les muqueuses, les éruptions exanthématiques éphémères, les *tuberculoses locales* » (4). Le « milieu humoral scrofuleux » est-il particulièrement favorable à la germination de la tuberculose ? C'est l'avis de la grande majorité des

---

(1) Acad. de Méd , 1890.
(2) *Medizina*, 1891, n. 6, article de Dokhmann (de Kazan).
(3) *New-York Med Journ.*, 1891.
(4) Marfan. — In *Traité de Méd.*, Bouchard-Brissaud.

médecins ; ce n'est pas celui de Marfan, pour les raisons suivantes :

En premier lieu, dit-il, si les tuberculoses locales sont fréquentes chez les scrofuleux, la tuberculose pulmonaire est rare. On observe surtout chez eux le lupus et les écrouelles; mais la chose n'a rien de surprenant, puisqu'ils sont sujets à des érosions de toute sorte de la peau de la face et du cuir chevelu, des muqueuses du nez et de la bouche, directement en contact avec l'air extérieur. Quoi d'étonnant à ce qu'ils soient infectés dans ces régions par le bacille de Koch et que les ganglions correspondants soient pris ?

Ces lésions tuberculeuses ont-elles une tendance à la généralisation ? Pas du tout. Leur évolution est très lente et leur curabilité plus facile que celle d'autres lésions bacillaires. Aussi la clinique a-t-elle eu bien soin de les distinguer sous le nom de lésions *scrofulo-tuberculeuses*. Arloing a, du reste, établi certaines différences entre le virus tuberculeux et le virus scrofulo-tuberculeux, le premier étant pathogène pour le cobaye et le lapin, le second pour le cobaye seul. « On peut donc dire que les lésions scrofulo-tuberculeuses sont la manifestation d'une bacillose *atténuée*, et atténuée par le terrain sur lequel elles ont germé. Le scrofuleux, offrant des portes d'entrée perpétuellement ouvertes, est contaminé presque fatalement par sa peau et par ses ganglions, mais il offre à coup sûr une grande résistance au virus tuberculeux, puisque, chez lui, les lésions tuberculeuses ont une évolution très lente, sont curables, peu infectantes, peu virulentes (1). »

Aussi, l'observation nous apprend-elle : 1° qu'il est

(1) Marfan. — *Loc. cit.*

exceptionnel que les scrofulo-tuberculeux soient atteints de tuberculose généralisée ; 2° qu'un *très petit nombre* d'entre eux deviennent phtisiques : mais alors leur phtisie est remarquable par la lenteur de son évolution (*phtisie scrofuleuse*); 2° qu'un *très grand nombre* de scrofuleux ne contractent jamais la phtisie pulmonaire.

Nous pouvons donc conclure, avec Marfan, que l'enfant porteur de lupus ou d'écrouelles n'est pas prédisposé à la tuberculose pulmonaire. Nous en avons pour preuve la statistique suivante : sur 242 observations d'écrouelleux guéris, la phtisie pulmonaire était absente 215 fois, et elle existait 27 fois. Ces chiffres deviennent plus intéressants encore si l'on examine l'âge des sujets : 1° sur les 215 écrouelleux guéris et indemnes de phtisie, 193 avaient guéri avant l'âge de 10 ans, 17 entre 10 et 20 ans, 5 après 20 ans ; 2° sur les 27 écrouelleux guéris et atteints de phtisie pulmonaire, un seul avait guéri à l'âge de 11 ans, 26 portaient des adénites qui avaient débuté après 20 ans, souvent en même temps, quelquefois après le début de la lésion pulmonaire.

« Ainsi, si l'on considère les sujets qui ont eu des écrouelles pendant l'enfance et qui ont guéri avant l'âge de 15 ans, on trouve un phtisique sur 200 : cette proportion paraîtra remarquable, si l'on songe que sur 200 individus non écrouelleux pris au hasard, on trouve, d'après les statistiques, 40 phtisiques. On peut donc en conclure que les sujets porteurs d'écrouelles développées et guéries avant 15 ans, sont indemnes de phtisie pulmonaire. » (1)

_____

(1) Marfan. — *Loc. cit.*

CAUSES OCCASIONNELLES

Avec M. le professeur Baumel (1), nous considérerons l'enfant : 1° avant qu'il marche, c'est-à-dire pendant qu'il est à l'état de nourrisson ou de sevrage ; 2° lorsqu'il marche.

Avant de marcher, l'enfant est sans cesse dans les bras de sa nourrice, de ses parents ou de toute autre personne de son entourage. On le caresse, on l'embrasse. Quand on lui donne du lait ou tout autre aliment en rapport avec son âge, on a bien soin de le goûter auparavant pour s'assurer « si ce n'est pas trop chaud » ou pour voir « si c'est assez sucré ».

Résultat : Qu'un tuberculeux se trouve parmi ceux qui donnent leurs soins à cet enfant, et non seulement on lui fera respirer des bacilles — les crachoirs n'ont pas encore élu domicile dans toutes les familles — mais encore on lui en fera ingérer.

Tel est le cas de cette fillette observée par M. le professeur Baumel (2), morte tuberculeuse à l'âge de dix mois, bien que ses parents fussent très bien portants. Un de ses frères avait succombé dans les mêmes conditions, à six mois. L'auteur de la contagion était le grand-père qui, lui, était tuberculeux, et prenait souvent ces enfants dans les bras.

Demme (3) rapporte la très intéressante observation suivante : « Quatre enfants ayant succombé dans le cours de la première année à une tuberculose qui, à

---

(1) L. Baumel. — La tuberculose infantile. (*In* Cinq conférences sur la tuberculose. Montpellier, 1903).

(2) L. Baumel, *loc. cit.* et Terrin. Th. Montpellier, 1897.

(3) Cité par Gœrtner et Küss.

l'autopsie, était localisée à l'intestin et au mésentère, on apprit que ces enfants avaient été élevés par une nourrice sèche atteinte de phtisie pulmonaire ; cette femme avait l'habitude de goûter chaque cueillerée de panade qu'elle donnait aux enfants, pour en apprécier la température, de sorte que les nourrissons recevaient chaque fois, avec leurs aliments, de la mucosité buccale d'une phtisique avancée ».

Quand l'enfant marche, à ces chances de contamination s'en ajoutent de nouvelles. Lui-même va se mettre de la partie : son plus grand plaisir sera de plonger ses mains dans la poussière, de porter à la bouche tous les objets à sa portée (car ses gencives le démangent de six mois à deux ans, en raison de l'évolution dentaire), et lorsqu'il n'aura rien sous la main, ce sont ses propres doigts qu'il sucera avec rage. Un peu plus grand, on l'enverra à l'école : les chances de contagion se poursuivent ; les enfants ne crachent pas, mais les maîtres et les employés de l'école ne se font pas faute de le faire — et pas toujours dans des crachoirs. On balaye à sec, on fait envoler des flots de poussière. Qu'il s'y trouve quelques bacilles, ils iront tout droit dans les voies respiratoires des enfants. Ces mêmes remarques peuvent s'appliquer à la crèche et à l'asile.

Mais à ce compte-là, dira-t-on, nous devrions tous être tuberculeux. L'objection aurait sa valeur si nous n'avions pas pris soin d'insister sur le grand rôle que joue le terrain. Tous ou presque tous, nous sommes exposés à nous trouver en contact avec un bacille tuberculeux. Mais si notre organisme est sain, il se défendra, il luttera et il pourra triompher. Si, au contraire, il est débilité par une des nombreuses causes que nous avons passées en revue, il pourra succomber.

PORTES D'ENTRÉE DU BACILLE

Le bacille peut pénétrer dans l'organisme du fœtus :
1° par ingestion dans le tube digestif ; 2° par inhalation
dans les voies respiratoires ; 3° par inoculation cutanée.

A. — Contamination par ingestion

A l'état de nourrisson, l'enfant est allaité soit par sa
mère, soit par une nourrice mercenaire, soit artificielle-
ment. Or, le lait peut être tuberculeux, aussi bien le lait
de femme que le lait de vache.

L'est-il fréquemment ? Il ne faudrait pas juger de sa
fréquence d'après celle de la tuberculose intestinale. Les
bacilles peuvent, en effet, parfaitement traverser l'épithélium intestinal sans créer des lésions appréciables, et
aller ensuite infecter les ganglions mésentériques. Les
faits suivants le prouvent :

F. Arloing (1) fait ingérer des bacilles tuberculeux à
des chiens. Trois fois sur sept, soit dans 42 o/o des cas,
il parvient à infecter le tube intestinal. Deux fois cette
tuberculose d'origine intestinale se généralise, donnant
lieu à la production de tubercules dans la rate et dans les
poumons. Deux fois aussi le tractus gastro-intestinal ne

---

(1) Société de Biologie, avril 1903.

présente aucune lésion macroscopique ou microscopique.
Seuls les ganglions périgastriques sont trouvés histologiquement tuberculeux. Les bacilles avaient donc tra-
versé l'épithélium intestinal sans laisser trace de leur
passage.

Ces faits indiquent combien il faut être réservé quand
il s'agit de déterminer quelle est la porte d'entrée d'une
tuberculose pulmonaire ; l'absence de lésions intestinales
ne prouve nullement, en effet, que les bacilles n'ont pas
pénétré par ingestion.

Nicolas et Dereas (1), dans le laboratoire d'Arloing
donnent des bacilles tuberculeux en ingestion à des
chiens ; *trois heures* après ils trouvent dans le chyle et
dans la lymphe du canal thoracique des bacilles parfois en
nombre suffisant pour tuberculiser le cobaye. Ces résultats
ont été inconstants, mais le fait seul qu'ils sont possibles
nous éclaire sur le mécanisme et sur les dangers de l'ali-
mentation du nourrisson avec du lait tuberculeux, puisque
du canal thoracique le bacille pénètre dans la circulation !

A. Cippollina (2) nourrit un singe pendant un mois avec
du lait tuberculisé. Trois mois après l'expérience, l'animal
mourut après avoir perdu l'appétit, maigri et toussé, mais
sans avoir présenté de troubles intestinaux durant sa
maladie. A l'autopsie, les ganglions mésentériques étaient
caséifiés ; le foie et la rate étaient farcis de nodules. Quant
à l'intestin, sa paroi externe présentait quelques nodules
tuberculeux, mais la muqueuse, sauf quelques petits
points hémorragiques, était *normale*. Tous les autres
organes présentaient des tubercules.

---

(1) C. R. Soc. de Biol. 1902, p. 987-989.
(2) Berlin. Klin. Woch. 23 février 1903.

La tuberculose intestinale n'est donc pas un *criterium* de la tuberculose par ingestion. Pour juger de sa fréquence, il ne faut compter comme faits de tuberculose alimentaire que ceux dans lesquels l'autopsie démontre des lésions tuberculeuses des ganglions mésentériques, manifestement plus anciennes que toutes les autres. Ces réserves faites pour Fadyean et Wodhead, la tuberculose alimentaire se verrait surtout de 1 à 5 ans et comprendrait 8 o/o des cas de tuberculose observés à cette période de la vie. Ces chiffres concordent avec ceux de Marfan. Ils prouvent que la tuberculisation par le lait est relativement rare.

Cette tuberculisation peut être causée non seulement par le lait artificiel, mais encore par celui de la nourrice. Roger et Garnier (1) ont constaté le bacille de Koch dans le lait d'une femme atteinte de tuberculose pulmonaire qui mourut de granulie dix-sept jours après son accouchement et sans présenter aucune lésion cliniquement appréciable de la glande mammaire. Ce lait, recueilli aseptiquement, fut injecté à deux cobayes : l'un en reçut 1 cc. sous la peau et mourut au bout de trente-trois jours de tuberculose généralisée ; le second en reçut 2 cc. dans le péritoine et survécut : sacrifié dix mois plus tard, ce cobaye présentait des lésions cicatricielles banales, sans tubercules ni bacilles de Koch.

L'enfant de cette femme avait pris le sein deux jours seulement. Il mourut six semaines après sa naissance avec des granulations dans les ganglions mésentériques, le foie, la rate et les reins. Il semble donc que chez cet enfant la voie d'apport du bacille ait été le tube digestif.

_____

(1) Comptes rendus de la Société biol. 24 février 1900.

Ce fait prouve, malgré les expériences d'inoculation négatives de Bang et de Moussous faites avec du lait provenant de femmes tuberculeuses, que le lait d'une femme phtisique peut contenir des bacilles de Koch et servir à la transmission de la tuberculose.

On est donc parfaitement autorisé à poser comme « principe absolu », l'interdiction d'allaiter à toute femme tuberculeuse, d'abord en raison de la possibilité de la contagion, ensuite parce qu'une femme phtisique ne peut presque jamais mener à bien l'allaitement.

Si la contagion est possible avec le lait de femme, à plus forte raison l'est-elle avec le lait de vaches qui, lui, est souvent infecté. En France, les vaches sont tuberculeuses dans la proportion de 20 0/0. Théoriquement elles ne laissent passer le bacille de Koch que lorsqu'elles sont atteintes de mammite tuberculeuse, et celle-ci est assez rare. Pratiquement, il faut tenir compte de toutes les causes de contamination capables d'infecter le lait depuis le moment de la traite jusqu'au moment où il est transporté à domicile ; elles sont nombreuses : mucus et jetage de la vache, récipients sales, crachats desséchés de laitiers tuberculeux, mélange des laits, etc. Aussi, malgré la retentissante communication de Koch au dernier Congrès de Londres (1901), sur la non-transmissibilité de la tuberculose bovine à l'homme, doit-on continuer à prendre des mesures prophylactiques et curatives ayant pour but de prévenir ou de corriger l'infection du lait. Les observations suivantes en font foi.

Gosse (1), de Genève, a vu sa propre fille, âgée de dix-sept ans, mourir d'une tuberculose intestinale et

----

(1) Cité par Küss.

mésentérique vérifiée à l'autopsie ; aucun des ascendants n'avait jamais présenté de tuberculose : cette jeune fille avait l'habitude de boire du lait cru de vaches d'un domaine appartenant à la famille ; les cinq vaches furent tuberculinisées et donnèrent une réaction positive ; on les abattit aussitôt et on reconnut que deux d'entre elles avaient de la mammite tuberculeuse. »

Demme (1) trouva à l'autopsie d'un enfant de quatre mois les ganglions mésentériques partiellement caséifiés (avec bacilles), tous les autres organes paraissant intacts. Il n'y avait pas de tuberculose dans la famille de l'enfant, mais on apprit que celui-ci avait été nourri avec du lait non bouilli.

Beaucoup de parents croient qu'il y a tout avantage à donner à l'enfant le lait d'une même vache. La chose est à recommander quand la vache a été reconnue saine à l'épreuve de la tuberculine ; mais si elle est tuberculeuse, le danger couru par l'enfant est bien plus grand. Le lait commercial, en effet, est formé par le mélange du lait de plusieurs vaches. Si dans la masse il se trouve des bacilles provenant d'un animal tuberculeux, ils se trouvent tellement dilués qu'ils sont rarement nocifs.

Suffit-il à un nourrisson d'ingérer du lait tuberculeux pour contracter fatalement la tuberculose ? Bollinger, Wurtzbourg, Nocard ont réuni des observations d'enfants ayant pris longtemps du lait de vache phtisique, et restés cependant indemnes. D'autres auteurs, nous en avons cité quelques-uns, rapportent de nombreux cas de contagion par le lait infecté. Ces contradictions ne sont qu'apparentes. Pour les comprendre, il faut, ainsi que

(1) *Loc cit.*

nous l'avons dit plus haut, tenir compte du terrain. Un enfant prédisposé succombera là où un autre enfant, sans aucune prédisposition, pourra lutter avec avantage ; les défenses de l'organisme s'exerceront chez l'un, tandis qu'elles feront défaut chez l'autre.

Et ainsi, au fur et à mesure que nous avançons dans notre étude, nous voyons croître le rôle très important que joue le terrain dans la genèse de la maladie.

B. — Contamination par inhalation

C'est ce mode de transmission qui est de beaucoup le plus fréquent. L'agent du contage est le crachat bacillifère, soit desséché et réduit en poussière, soit répandu en fines gouttelettes pendant le parler haut, la toux et l'éternuement (Flügge). (1)

Le crachat, projeté sur le sol ou sur tout autre objet, se dessèche. Que l'on vienne à balayer à sec, à donner un coup de plumeau sur les meubles, à brosser les vêtements ou les tentures dans l'appartement, les bacilles de Koch se répandent dans l'atmosphère et les enfants le respirent.

Or, si ceux-ci n'ont pas plus de deux à trois mois, on est exposé à prendre pour des tuberculoses héréditaires des tuberculoses qui relèvent uniquemennt de la contagion. En voici deux exemples indéniables :

_____

(1) Flügge. — Recherches sur le mode de propagation de la phtisie (*Deutsch Med. Woch*, 1897, p. 42).

OBSERVATION DE WASSERMANN (1)

Tuberculose d'inhalation certaine chez un enfant de deux mois et demi.

Un enfant chétif succombe à l'âge de deux mois et demi ; à l'autopsie, granulie discrète et tuberculé caséeux du poumon gauche.

Plèvres. — Un des poumons, le gauche, est adhérent à la paroi (adhérences faciles à rompre) ; la plèvre costale présente, au niveau de la partie supérieure du lobe supérieur, un noyau jaunâtre, autour duquel sont groupés un grand nombre de tubercules miliaires et submiliaires, confluents par endroits. Quelques tubercules en voie de caséification sur la plèvre diaphragmatique.

La plèvre droite, au contraire, est libre d'adhérences et, pas plus que la plèvre gauche, ne renferme de liquide.

Poumons. — Le poumon gauche montre, dans le lobe supérieur, à quelque distance du sommet, un foyer caséeux sous-pleural un peu plus large qu'une pièce de dix sous, entouré de petits tubercules plus récents. Ce foyer caséeux, examiné au microscope, est totalement nécrosé et renferme des bacilles ; on y voit aboutir une bronche dont l'épithélium est desquamé. Il y a, de plus, des tubercules miliaires dans le lobe inférieur. Quelques granulations grises dans le poumon droit.

Les ganglions bronchiques sont hypertrophiés, rouges, non caséeux. *Intestin* normal, comme les ganglions mésentériques. *Rate* normale. *Foie, reins,* quelques granulations tuberculeuses (vérification microscopique).

Bactériologiquement, on constata qu'il s'agissait d'un cas pur de tuberculose ; ni par les cultures sur agar des divers organes, ni par les colorations, on ne put découvrir d'autres microbes que le bacille.

D'après les résultats de l'autopsie, toutes les probabilités étaient pour une tuberculose d'inhalation, caractérisée par le foyer caséeux du lobe supérieur gauche, foyer qui avait été évidemment le point de départ de la tuberculose miliaire développée autour de lui, et de la granulie terminale.

_____

(1) *In* thèse de Küss.

La vérité de cette hypothèse a été démontrée par l'enquête à laquelle s'est livré Wassermann. La mère de l'enfant, examinée soigneusement, fut reconnue cliniquement indemne de toute tuberculose ; dans sa famille, il n'y avait jamais eu de cas de phtisie ou d'abcès froid, et elle n'avait servi comme domestique chez aucune personne atteinte de bronchite. Le *père* était, lui aussi, parfaitement bien portant et d'une famille indemne de tuberculose. L'*enfant* avait été nourri un mois par la mère ; ultérieurement, on lui donna du lait de vache. Quelques jours après sa naissance, *il avait passé huit jours* chez une tante dont le mari était phtisique. Les crachats de cet homme, examinés par Wassermann, renfermaient de nombreux bacilles, et l'enfant avait habité constamment, pendant huit jours, la chambre du malade. C'est à la suite de ce séjour que l'enfant avait commencé à tousser et à maigrir.

Dans cette observation, la prédominance de la tuberculose en un point limité des poumons, rendait fort vraisemblable l'hypothèse d'une tuberculose par inhalation,

Dans l'observation suivante de Straus, les lésions étaient si généralisées que, sans enquête sérieuse, on aurait conclu à une tuberculose congénitale.

OBSERVATION DE STRAUS (1)

Tuberculose très avancée, à localisations multiples, chez un enfant de trois semaines dont les parents, cliniquement, n'étaient pas tuberculeux.

Enfant de trois semaines, dont la mère placée comme nourrice dans le service de la Charité, était parfaitement bien portante, comme Straus put s'en assurer par un examen attentif. Le père de l'enfant, d'après les renseignements qui furent donnés, était aussi fort bien portant. L'enfant était nourri au sein par sa mère.

Cet enfant présentait des lésions tuberculeuses très prononcées, localisées surtout dans les ganglions bronchiques et mésentériques

---

(1) *In* thèse de Küss.

qui étaient volumineux et caséeux : dans le foie se trouvaient aussi des tubercules volumineux, quelques-uns en voie de caséification ; la rate était farcie de tubercules plutôt suppurés que caséeux, très riches en bacilles. Il existait plusieurs petits tubercules disséminés dans les poumons, l'intestin était parfaitement sain.

Straus conclut en ces termes : « Il est impossible de considérer la tuberculose de cet enfant comme de nature congénitale : il s'était probablement infecté par les voies respiratoires, par le fait de son séjour à l'hôpital : ce fait prouve avec quelle rapidité et quelle intensité les lésions tuberculeuses peuvent évoluer chez les tout jeunes enfants. »

Parrot (1) cite un cas de tuberculose par inhalation chez un enfant de deux mois et demi, Queyrat (2) chez un enfant de trois mois, Landouzy (3) chez deux enfants de deux à trois mois, etc. Les exemples abondent.

Le mode de contamination par gouttelettes, mis en lumière par Flügge, est moins dangereux que le crachat. Les vérifications entreprises par Curry, Weismayr et Mœller (4) ont, en effet, démontré que les gouttelettes lancées dans la parole et dans la toux sont rarement bacillifères. « Le crachat, voilà l'ennemi (5) ! » conclurons-nous donc.

Le bacille inhalé ne va pas d'emblée dans les plus petites ramifications bronchiques. Il passe auparavant

---

(1) Parrot, *Journ. de méd. de Verneuil*, 1888.

(2) Queyrat, *Th. de Paris*, 1886.

(3) Landouzy, *Rev. de Méd.*, 1887, p. 383.

(4) Curry, *Méd. mod.*, 26 novembre 1898. — Weismayr, *Wien. Klin. Woch.*, 17 novembre 1898. — A. Mœller, *Zeitsch. f. Hyg.*, 1899.

(5) Carrieu. — Prophyl. et Trait. de la tubercul., in *Cinq Conf. sur la tubercul.*, 1903.

par les fosses nasales et il est souvent arrêté par les amygdales.

Dans le nez, les microbes peuvent être arrêtés par les « saillies, les angles, les poils » qui s'y trouvent. Le nez débarrasse l'air d'une grande partie de ses poussières. Le mucus nasal n'a aucune propriété bactéricide, ainsi que l'a démontré Viollet, mais il arrête mécaniquement les germes, ce qui permet de les expulser avec facilité. Voilà pourquoi un enfant atteint d'une malformation du nez ou de végétations adénoïdes qui l'obligent à respirer par la bouche est dans d'excellentes conditions pour contracter la tuberculose.

Ces végétations adénoïdes sont parfois elles-mêmes de nature tuberculeuse (1) et constituent de ce fait une étape défensive de l'organisme contre son invasion par le bacille. Il en est de même pour un grand nombre d'hypertrophies amygdaliennes, simples en apparence, mais qui ne sont que des formes larvées de tuberculose « constituant le terrain le plus favorable à la réceptivité et à la culture du bacille tuberculeux » |Dieulafoy| (2). Une fois le bacille dans les amygdales — il peut y arriver aussi bien par ingestion que par inhalation — les phagocytes se multiplient et prennent quelquefois le dessus. Mais souvent, malheureusement, l'infection s'étend et, après avoir atteint les ganglions de la région sous-maxillaire et de la région cervicale (deuxième étape défensive qui peut, elle aussi, constituer une barrière définitive), elle atteint le poumon. Les trois amygdales pharyngée et palatines constituent donc « une des portes d'entrée des plus redoutables de la tuberculose humaine ».

------

(1) Lermoyez. — *Des Végét. adén. tub. du pharynx nasal.*
(2) Dieulafoy. — *Manuel de Path. int.*, 13e édit.

Ici aussi nous voyons donc à chaque instant intervenir les défenses de l'organisme, c'est-à-dire l'influence du terrain.

C. — Contamination par voie cutanée

La peau intacte est réfractaire à la tuberculose. Pour qu'elle laisse passer le bacille de Koch, il faut qu'elle soit altérée par un traumatisme ou par toute autre lésion.

Chez l'enfant, la plupart des cas de contagion par voie cutanée ont pour point de départ : 1° des affections cutanées, comme les dartres, l'impétigo, etc., mais surtout l'eczéma de la face et du cuir chevelu ; 2° des plaies physiologiques, comme la plaie ombilicale, qui n'est tout-à-fait cicatrisée que six ou huit jours après la naissance.

Enfin il est un dernier mode de contagion spéciale aux Israélites et ayant pour point de départ la manière dont se pratique la circoncision dans certains pays.

Étudions successivement ces divers facteurs de contagion.

En cas d'atteinte, le début a lieu le plus souvent par un petit bouton rouge ; c'est une papule surmontée d'un point blanc qui s'ouvre, donnant lieu à l'écoulement d'une gouttelette de pus séreux et se recouvrant ensuite d'une croûte jaunâtre. Tout peut se borner là, soit qu'il y ait guérison spontanée, soit qu'un traitement rationnel ait triomphé à temps de la maladie. Dans des cas moins heureux, l'affection se propage, et, le plus souvent, par la voie lymphatique ; c'est dire que l'invasion de l'organisme ne se fait pas sans lutte : les ganglions s'hypertrophient, s'enflamment, suppurent même quelquefois. Quand ils sont vaincus, tout espoir n'est pas encore perdu, car les globules blancs du sang, trois fois plus nombreux chez l'enfant que chez

l'adulte (Hayem), entrent dans la mêlée ; si l'infection
n'est pas trop forte, ils peuvent arriver à la victoire.

Cela nous explique pourquoi les écrouelles (adénites
cervicales tuberculeuses) sont si communes chez les enfants lymphatiques. Fréquemment atteints d'eczéma de
la face ou du cuir chevelu, vulgairement appelé *teigne* ou
croûte de lait, que certaines mamans se gardent bien de
faire disparaître, les bacilles trouvent là un milieu on ne
peut plus propice à leur pénétration, puis à leur diffusion
par la voie lymphatique avec étapes ganglionnaires cervicales constituant les écrouelles. « Beaucoup de mères,
dit le professeur Baumel (1), sur la foi des médecins hu-
moristes d'autrefois, considèrent cette maladie cutanée
comme un *bénéfice de la nature*, la respectent au lieu d'y
toucher, de l'assainir, de l'aseptiser, et de la sorte, pré-
parent inconsciemment la tuberculose ultérieure pour
leurs enfants. Cela tient à ce qu'elles ne font rien pour
fermer la porte d'entrée par laquelle le microbe de Koch
se livre un passage d'autant plus facile que, s'il vient à
tomber sur ses surfaces avivées, amené par l'air extérieur,
il y est vite retenu par les croûtes qui se forment autour
et au-dessus de lui. Il est aussi rapidement absorbé par
les lymphatiques cutanés. »

Cela est vrai pour toutes les affections cutanées de l'enfance. Wahl (2) cite le cas d'un garçon âgé de 3 ans, en
bonne santé, sans prédisposition héréditaire, qui eut un
eczéma de l'aine. Il couchait dans le même lit qu'une fille
phtisique : les vésicules d'eczéma se remplirent de bacilles

---

(1) Baumel. *Loc. cit.*
(2) Wahl. — XV⁰ Congrès des chirurg. allemands. *Sem. méd.*,
12 mai 1886, p. 202.

tuberculeux, et peu après l'enfant fut atteint d'une coxalgie tuberculeuse.

Demme (1) rapporte l'histoire d'un garçon de 4 ans et demi, présentant depuis sa troisième année un eczéma de la paroi abdominale, sans bacille de Koch. L'enfant couche avec sa mère tuberculeuse ; quelque temps après l'eczéma s'infiltre, on trouve des bacilles dans la sécrétion. Il meurt d'hématémèse quelques mois après. A l'autopsie on trouve deux ulcères de l'estomac et du duodénum ; les ganglions mésentériques sont infiltrés. Demme voit dans l'eczéma la porte d'entrée du bacille tuberculeux.

La plaie ombilicale peut, elle aussi, servir de porte d'entrée au bacille, quoique le fait soit rare. Wahl (2) cite l'exemple d'un enfant nouveau-né qui, infecté par sa mère phtisique, fut atteint d'un ulcère tuberculeux à l'ombilic et contracta ensuite une péritonite tuberculeuse à laquelle il succomba.

Enfin, toute une série de faits de contagion par inoculation cutanée, a la valeur d'expériences de laboratoire : nous voulons parler des cas de tuberculose inoculée aux petits israélites pendant la circoncision, dans les pays où il est encore d'usage d'arrêter l'hémorragie préputiale par l'application des lèvres sur la plaie. Dans tous ces cas le *mohel* était naturellement tuberculeux. Lehmann (3) en a observé des exemples dans la ville russe de Pojeshiza. Elsenberg (4) en a rapporté quatre cas. Eve (5) un cas. Il

---

(1) Analysé par Sprengel (*Centralblatt für Chirurgie*, 1887, p. 341).

(2) Walh. — *Loc. cit.*

(3) Lehmann. — *Loc. cit.*

(4) Elsenberg. — *Loc. cit.*

(5) Eve. — *Bull. méd.*, 1888.

nous serait aisé de multiplier les observations, mais la contagion se conçoit trop bien *a priori* pour qu'il soit utile d'y insister. Du reste, il est juste de dire que cette pratique, abandonnée depuis longtemps en France et dans les principaux pays d'Europe, a de la tendance à disparaître même dans les pays orientaux.

CONCLUSIONS

1° Il n'existe pas de faits réellement probants d'hérédité tuberculeuse conceptionnelle.

2° L'hérédo-contagion est indiscutable, mais probablement très rare, car nous n'en avons recueilli que 21 observations certaines. Néanmoins, il serait à désirer, pour être fixé sur sa fréquence, que tous les nouveau-nés issus de femmes tuberculeuses fussent soumis à la séro-réaction d'Arloing et Courmont.

3° L'hérédo-prédisposition tuberculeuse est indifférente ou spécifique.

4° L'hérédo-prédisposition indifférente crée des dystrophies de divers ordres ne prédisposant pas à la tuberculose de préférence à d'autres maladies, mais prédisposant en quelque sorte à la contagion.

5° L'hérédo-prédisposition spécifique se traduit par une affinité toute particulière pour le bacille de la tuberculose. Elle est le résultat : de l'imprégnation de l'organisme du fœtus par les poisons favorisants du bacille de Koch; de l'influence des cytolysines maternelles sur l'organe homologue de l'enfant ; du minimum de défenses de l'organisme chez le fils de tuberculeux.

6° L'immense majorité des tuberculoses infantiles sont des tuberculoses acquises par contagion. Dans la majorité des cas, elles relèvent de l'inhalation, mais souvent aussi elles reconnaissent pour cause l'ingestion ou l'inoculation cutanée.

7° En mettant les fils de tuberculeux dès leur naissance dans un milieu exempt de bacilles, on arrive à les préserver à peu près sûrement de la maladie. Cette préservation est un devoir social qui s'impose.

BIBLIOGRAPHIE

ARLOING. — Leçons sur la tuberculose. Paris, 1892.

— C. R du congrès de la tuberculose. Paris, 1897.

ARLOING (F.) — Infect. tub. du chien par les voies digest. sans lésion de la muqueuse. Soc. de biol., 4 avril 1903.

— Ulcérations tuberculeuses de l'estomac. Th. de Lyon, 1902.

ARTAULT DE VEVEY. — Action de l'infection des générateurs sur leurs descendants. Soc. de biol., 1895, p. 774.

AUCLAIR. — Etude exp. sur le poison du bacille tuberculeux humain. Th. Paris, 1897.

AUGHÉ ET CHAMBRELENT. — De la transmission à travers le placenta du bacille de la tuberculose. Arch. de méd. exp., juillet 1899, p. 521.

AUSSET. — Bull. méd. du Nord, 1896.

AVIRAGNET. — De la tuberculose chez les enfants. Th Paris, 1892.

BAR ET RÉNON. — Présence du bacille de Koch dans le sang de la veine ombilicale de fœtus humains issus de mères tuberculeuses. (Soc. de biol., 29 juin 1895, p. 505).

BAUMEL (L.). — De la tuberculose infantile (conférence). Montpellier, 1903.

BAUMGARTEN. — Ueber latente tub. Volkmann Saunlung, 1880, p. 295.

BAUP (Fr.). — Les amygdales porte d'entrée de la tuberculose. Th. Paris, 1900.

BEHRING (Von). — Tuberculose bekampfung. Berlin. Klin. Woch., 16 mars 1903.

BÉZY. — Contribution à la tuberculose infantile. Arch. méd. de Toulouse, 1982.

Birsch-Hirschfeld. — Lehrbuch der path. anat. 3ᵉ édit. 1886, p. 187.

Bosselut. — Th. Paris, 1888.

Brindeau. — Soc. d'obst. de Paris, juillet 1899.

Cadéac et Bournay. — Soc. de biol., 1893.

Carrière. — Influence des poisons tuberculeux sur l'hérédité de la tuberculose. Arch. de méd. exp. 1900, p. 782.

Carrieu. — Prophylaxie de la tuberculose (conférence). Montpellier, 1903.

Cerf (L.). — Hérédité paternelle. *Anjou médical*, 1899, p. 24.

Cipollina. — Berlin. Klin. Woch., 1903, p. 163-165.

Charrin. — Tares hépatiques expérim. chez les rejetons de femelles tuberculeuses. *J. de phys. et de path. génér.*, I, 1899, p. 82.

    — L'hérédité et l'immunité propriétés cellulaires. *Rev. gén. des sc.*, février 1894.

    — Influence des tares des ascendants sur le développement des rejetons. Cong. de la tuberculose, 1898.

Charrin, Delamare et Moussu. — Transm. expérim. aux descend. des lésions dévelop. chez les ascend. Ac. des Sc., juillet 1901, p. 189.

Charrin et Gley. — Action hérédit. et infl. tératogène des prod. microbiens. Arch. de physiol., 1896

Charrin et Nattan-Larrier. — Mécanisme des tares dévelop. chez les descendants sous l'influence des maladies des ascendants. *J. de phys. et de path. génér.*, 1899, p. 192.

Comby (J.). — L'étiologie et la prophyl. de la tub. infantile. *Klin. Journ. Mosk.*, 1900.

Damaschino. — Leçons sur la tuberculose. Paris, 1891.

Delaborde. — Des rapports de la chlorose avec la scrofule et la tuberculose. Th. Paris, 1887.

D'Espine et Picot. — Maladies de l'enfance, 1889.

Demne. — Wiener Med. Woch. 1885, nᵒ 14.

Dieulafoy. — Tuberculose larvée des 3 amygdales. *Bull. Acad. de Med.*, avril 1895.

Derecq (L.). — La tub. infantile. *Bull. des trav. Soc. méd. de l'Elysée*. Clermont, 1900.

Ettlinger. — Etude sur le passage des microbes path. dans le sang. Th. Paris, 1893.

FADYEAN. — A case of congenital tub. *Journ. of comp. a. ther.*, 1891, p. 327.

FADYEAN et WODHEAD. — Congrès internat. d'hygiène, 1891.

FAURE. — Th. Paris, 1899.

FIEUX. — *Gaz. hebd. des sc. méd. de Bordeaux*, 1896, n° 11, p. 125.

FIORE SPANO. — Sperme d'individus infectés de tub. *Rev. de la T.*, 1893, p. 322.

FRIEDMANN. — Deutsche med. Woch. 28 février 1901.

GAERTNER. — Ueber die Erblichkeit der Tub. *Zeitsch. f. Hyg. u. Infect.*, 1893.

GRANCHER. — Préface du traité des mal. de l'enfance.

GRANCHER et HUTINEL. — Article phtisie du Dict. encyclop.

GRANCHER et STRAUS. — Expér. négatives faites en 1884 et 1885. *Cités in* Straus.

GRASSET. — Le terrain vivant (conférence). Montpellier, 1903.

GUILLEMONAT — Infl. des tares maternelles sur le dévelop. des enfants. *J. de phys. et de path. génér.* 1899, p. 546.

GUILBOT. — Contrib. à l'étude de la tub. pulm. du 1er âge.

HAHN. Tub. cong. et tub. héréditaire. *Rev. de la tub*, 1895, p. 40.

HANOT. — Consid. générales sur l'hérédité hétéromorphe. Arch. gén. de méd., 1895.

—   *Presse médicale*, 1894, n° 1.

HUTINEL. — Rapport sur l'hérédité de la tuberculose. *In* Arch. des maladies des enfants, nov. 1900.

—   L'hérédité de la tuberculose. *Sem méd.*, 1889, p. 229.

—   La tuberculose héréditaire et la tuberculose du premier âge. Cong. de la tuberculose, 1891.

HAUPT. — Transm. de la tuberculose par hérédité ou par contagion. *Bull. méd.*, 1890.

JEANNERAT — Contrib. à l'étude de la paratub. Th. Paris, 1899-1900.

JACOBI (de New-York). — Cong. de la tub, 1891, p. 327.

KOWNER (Mlle). — De l'hérédo-dystrophie paratub. Th. Paris, 1901.

KÜSS. — De l'hérédité parasitaire de la tuberc. Th. Paris, 1898.

KEIM (G). — Des sources de l'inf. chez le nouveau-né. *Gaz. des Hôp.*, n° 60, 1903.

LANDOUZY. — De la fréq. de la tub. du premier âge. *Rev. de Méd.*, 1887, p 383

LANDOUZY. — Hérédité tub. *Rev. de Méd.*, 1891.

— Nouv. faits relatifs à l'hist. de la tub. inf. *Rev. de Med.*, 1891, p. 721.

LANDOUZY et MARTIN. — Comment et pourquoi on devient tub. *Prog. Méd.*, 1892, p. 681.

— Prédispositions tub., terrain acquis et inné. *Rev. de Méd.*, 1899, p. 417.

LEFÈVRE. — La tuberc. par inoculation cutanée. Th. Paris, 1888.

LE GENDRE. — Article hérédité in *Pathologie Génér.*, de Bouchard.

LŒFFLER. — Hérédité, immunité et prédisp. C. R. Cong. de la tub. à Berlin in *Rev. de la Tub.*, 1899, p. 163.

LONDE et THIERCELIN. — *Méd. mod.*, 22 avril 1893, p 398.

MALVOZ et BROUWIER. — Deux cas de tuberc. cong. *Ann. de l'Inst. Pasteur*, 1889.

MAFFUCCI. — *Central. f. Bacter. u. Parasit.*, 1889, V. n° 7, p. 237.

— *Central. f. all. Path. u. Path. Anat.*, 1894.

MARFAN. — Article tuberc. in *Traité de Méd.* (Charcot-Bouchard).

— De la tuberc. chez les enfants. *Indép. Méd.*, 1896, p. 17.

— Sur un cas de tuberc. par ingestion chez une fillette de 16 mois. *Rev. des Malad. de l'Enf.*, 1896, p. 273.

— Tuberc. de l'intestin. In *Traité* de Grancher.

MARTEL. — Infl. exercées sur le dévelop. de l'enfant par les malad. infect. de la mère pendant la grossesse. Th. Paris, 1896.

MEYER. — Quelle est la part de l'hérédité et de la contagion dans le dévelop. de la tuberc. ? Th. Lyon, 1890.

MOSNY (E.). — Tuberc. et hérédité. *Rev. de la Tuberc.*, 1898-99.

NICOLAS et DERCAS. — *Soc. de Biol.*, 1902, p. 987-989.

NITOT. — L'hérédité para-tuberculeuse. *Méd. mod.*, 1898, p. 180.

NOCARD. — *Bull. et Mém. de la Soc. centrale de méd. vét.*, 1895, vol. 49, p. 249.

— *Cong. de la Tub.*, 1893, p. 20.

PETER. — Leç. de clin. méd., II, p. 157.

PETIT. — *Rev. de la Tub.*, 1894, p. 229.

POTAIN. — Rapport du retr. mitral pur avec la tuberc. Clinique méd. de la Charité.

QUEYRAT. — Th. Paris, 1886.

RENZI (DE). — La Tizichezza pulmonare. Napoli 1889.

REMLINGER. — Etude sur l'hérédité de la tuberc.

Ricochon. — La famille des tuberculeux. *Cong. de la Tuberc.*, 1888, p. 493.

— Les malformations congén. chez les hérédo-tuber. *Cong. de la Tuberc.*, 1893.

Rilliet et Barthez. — *Traité des mal. des enf.* T. III, 1843.

Rivière (Paul). — Des lésions non bacill. des nouv.-nés issus de mères tub. Th. Paris, 1902.

Robin (Albert) et M. Binet. — Diagn. du terrain de la tub. *Bull. génér. de Thérap.*, 1901, p. 485-502

Rodet. — Le B. de la tuberc. *In* Cinq conf. sur la tub. Montpellier, 1903.

Roger et Garnier. — Transmission de la tub. par le lait de femme. Soc. de Biol., 24 février 1900.

Sabouraud. — Soc. de biol., 17 octobre 1891, p. 674.

Sanchez Toledo. — Rech. exp. sur la transm. de la tuberc. de la mère au fœtus. *Arch. de méd. exp.*, 1889, p. 503.

Schmorl et Birsch-Hirschfeld. — *Beitr. z. path. An. u. allg. Path.*, 1891, p. 429.

Souberbielle. — Hérédité morbide. Thèse de Paris, 1897.

Straus. — Article tuberc. *In* traité Brouardel et Gilbert.

— La tub. et son bacille. Paris 1895.

— Tuberc. par ingestion. *Arch. de méd. exp.*, 1896, p. 689.

Terrin. — Th. Montpellier, 1897.

Thibierge. — La tub. cutanée. Index de Hayem, t. 37, p. 660.

Verchère. — Des portes d'entrée dans la tub. Th. Paris, 1884.

Vinogradof. — *Medizina*, 1891, n° 6. Art. de Dokhmann (de Kazan).

Vinsonneau-Blum (Mlle). — La mortal. infant. à Montpellier, de 1892 à 1901. Th. Montpellier, 1902.

Vires (J.). — Etudes pratiques et générales sur la tuberculose. (*Montp. méd.*, 1903, n° 25 et suiv.)

TABLE DES MATIÈRES

www.ingramcontent.com/pod-product-compliance
Lightning Source LLC
Chambersburg PA
CBHW050617210326
41521CB00008B/1291